Cáncer de Seno
Claro y Sencillo

Las respuestas a todas sus preguntas

Cáncer de Seno
Claro y Sencillo

Las respuestas a todas sus preguntas

Segunda Edición

De los expertos de la Sociedad Americana Contra El Cáncer

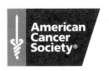

Publicado por la Sociedad Americana Contra El Cáncer
250 Williams Street NW
Atlanta, GA 30303-1002
Copyright ©2018 American Cancer Society

Impreso en los Estados Unidos de América
Diseño de portada de Rikki Campbell Ogden/pixiedesign llc
Revisión de lenguaje sencillo de Regan Minners, Consultoría Walnutbrain
Ilustraciones de Samuel K. Collins, Ilustrador Médico Certificado (CMI), Miembro de la Asociación de Ilustradores Médicos (FAMI) y Amy P. Collins, FAMI
Traducción al español por ContextGlobal, Inc.

5 4 3 2 1   18 19 20 21 22

Catalogación en Publicación (CIP) de la Biblioteca del Congreso (Library of Congress)
Nombres: Sociedad Americana Contra El Cáncer
Título: Cáncer de Seno claro y sencillo: las respuestas a todas sus preguntas / de los expertos de la Sociedad Americana Contra el Cáncer.
Otros títulos: Cáncer de Seno Claro y Sencillo
Descripción: Segunda edición. | Atlanta, GA : Sociedad Americana Contra El Cáncer, [2016] | Series: Claro y Sencillo
Identificadores: LCCN 2017032607 (edición impresa) | LCCN 2017032977 (edición electrónica / e-book) | ISBN 9781604432534 (ePUB) | ISBN 9781604432541 (pdf) | ISBN 9781604432558 (Mobipocket) | ISBN 9781604432527 (edición de pasta blanda)
Temas: Lista de encabezamientos (LCSH): Cáncer de seno--Obras populares. | BISAC: SALUD Y BIENESTAR / Enfermedades / Cáncer. | SALUD Y BIENESTAR / La salud de la mujer. | MÉDICA / Medicina preventiva.
Clasificacion: LCC RC280.B8 (edición electrónica / e-book) | LCC RC280.B8 B67318 2017 (edición impresa) | DDC 616.99/449--dc23 LC registro disponible en https://lccn.loc.gov/2017032607

Para más información sobre el cáncer de seno, contacte a la Sociedad Americana Contra El Cáncer en **800-227-2345** o en **cancer.org**.

Se disponen de descuentos por cantidad sobre compras al por mayor de este libro. También se pueden crear extractos del libro a fin de que ajusten a necesidades específicas. Para obtener información, envíe un correo electrónico a **trade.sales@cancer.org**.

En caso de tener preguntas generales sobre libros de la Sociedad Americana Contra El Cáncer, envíe un correo electrónico a **acsbooks@cancer.org**.

Sociedad Americana Contra El Cáncer

Departamento de libros y publicaciones periódicas

Directora Principal, Publicación de Revistas y Libros:
Esmeralda Galán Buchanan

Directora Editorial: **Rebecca Teaff, MA**

Editora Principal: **Jill Russell**

Gerente de Producción: **Vanika Jordan, MSPub**

Asistente Editorial: **Amy Rovere**

Programas y Servicios para el Control del Cáncer

Vicepresidente Principal: **Chuck Westbrook**

Directora Ejecutiva, Contenidos: **Eleni Berger**

Directora, Información sobre el cáncer: **Louise Chang, Doctora en Medicina**

Editor médico: **Rick Alteri, Doctor en Medicina**

Editor, Traducciones al español: **Rafael Delfín-Davis**

Ilustraciones

Las ilustraciones médicas para este libro fueron creadas por Samuel K. Collins, Ilustrador Médico Certificado (CMI), Miembro de la Asociación de Ilustradores Médicos (FAMI) y Amy P. Collins, FAMI, y se publicó por primera vez en *Breast Cancer Journey, Tercera Edición*, ©American Cancer Society 2013.

Lista de ilustraciones

Agradecimientos

Correctores

La editorial reconoce con agradecimiento a las siguientes personas que revisaron el manuscrito original para *Cáncer de Seno Claro y Sencillo* (*Breast Cancer Clear & Simple*) y proporcionaron recomendaciones útiles para esta segunda edición.

Sociedad Americana contra el Cáncer

Directora Ejecutiva, Dirección de Mission Program:
Marcia Watts, Maestría en Administración de Empresas (MBA)

Directora, Entrega de la Misión, División Medio Oeste:
Jennifer Wentzel

Especialista, Entrega de la Misión, División Medio Oeste:
Amy Peters, Doctora en medicina (MD)

Sociedad Americana Contra El Cáncer/ Voluntarios de Reach To Recovery®

Sandy Ends

Cathy Hirsch, Doctorado en Jurisprudencia (JD)

Anne Abate, Doctorado (PhD)

Colaboradores de la Primera Edición

También queremos agradecer a estos colaboradores de la primera edición:

Escritor(a): **Amy Brittain**

Escritor(a) y Editor(a) de Lenguaje Sencillo: **Wendy Mettger, Maestría (MA)**

Revisor(a) Médico: **Terri Ades, Doctorado en Enfermería (DNP), Enfermera Familiar-Colegiada (FNP-BC), Enfermera Oncológica Profesional Colegiada (AOCN)**

Nota al lector

Leer este libro no equivale a obtener el consejo de un médico. Es posible que este libro no incluya todas las posibles opciones, tratamientos, medicamentos, medidas de seguridad, efectos secundarios o resultados asociados con el cáncer de seno. Para cualquier elección que afecte su salud, hable con un médico que conozca su historia clínica.

Este libro está dirigido a mujeres con cáncer de seno. El cáncer de seno también puede tener lugar en los hombres; sin embargo, la enfermedad es 100 veces más común en las mujeres. Para aprender más sobre el cáncer de seno en los hombres, visite nuestro sitio web en **cancer.org**, o llame a su Sociedad Americana Contra El Cáncer al **800-227-2345**.

Breast Cancer Journey, Tercera Edición, también publicado por la Sociedad Americana Contra El Cáncer, constituyó un recurso importante para este libro. Los detalles específicos de información obtenida de *Breast Cancer Journey* se proporcionan en referencias a través del texto.

Índice

Introducción

Cuando se entera que tiene cáncer de seno

Cómo tratar su cáncer de seno

Recuperación del tratamiento

Introducción

Acerca de este libro

Es importante saber qué esperar durante su tratamiento y recuperación del cáncer de seno. Hemos escrito este libro para ayudarle a:

- entender el cáncer de seno;
- aprender cómo puede afectarle;
- aprender acerca de sus opciones de tratamiento;
- hacer frente a problemas con el dinero, el trabajo o la vida en su hogar;
- recuperarse del cáncer de seno; y
- recuperar su vida.

Este libro tiene respuestas a muchas preguntas comunes acerca del cáncer de seno. También sugerimos algunas preguntas que usted probablemente quiera hacer a su médico acerca del cáncer de seno y de su plan de tratamiento personal. Le animamos a que hable con su médico sobre sus opciones de tratamiento.

Cómo usar este libro

Este libro está dividido en dos secciones.

La primera sección le explica paso a paso:

- **cómo se entera** que tiene cáncer de seno (el diagnóstico);
- **cómo tratar** su cáncer de seno; y
- **cómo recuperarse** del tratamiento.

La segunda sección, "Más información", le proporciona información detallada sobre el riesgo de cáncer de seno y la estadificación.

Hay mucha información en este libro. Lea solo lo que quiere leer ahora mismo. Use la sección de "Índice" en la parte inicial del libro para que le ayude a encontrar rápidamente lo que le interesa. La guía de recursos en las páginas 178 a 186 le cuenta sobre los servicios para pacientes con cáncer y sus familias. Estos recursos ayudan a los pacientes y a sus seres queridos a entender el cáncer, manejar el tratamiento y encontrar todo tipo de apoyo para sobrellevar el cáncer. Un glosario de términos médicos en las páginas 187 a 193.

Cuando se entera que tiene cáncer de seno

¿Qué hacer ahora?

Puede que esté en estado de shock. Puede que se sienta enojada, preocupada, abrumada, desesperada o asustada. De hecho, es posible que no sepa qué hacer. Está bien. Es normal sentirse disgustada y confundida. Nadie quiere oír que tiene cáncer de seno.

No se apresure.

Es posible que sienta que su cáncer debe ser tratado ahora mismo, aunque no esté segura de cómo hacerlo. Sin embargo, es importante aprender tanto como sea posible acerca de su cáncer de seno antes de tomar decisiones sobre el tratamiento. Tómese unos días o semanas para hablar con su médico sobre sus opciones. De esa forma, usted puede estar segura que estar tomando las mejores decisiones para usted y para su salud.

¿Qué me sucederá?

¿Estaré bien?

El cáncer de cada persona es diferente.

La mayoría de las mujeres con cáncer de seno reciben tratamiento y se recuperan. De hecho, más de 3.5 millones de mujeres en los Estados Unidos han tenido cáncer de seno y están vivas hoy en día.[1]

Es posible que usted conozca a familiares y amigas que han tenido cáncer de seno, que recibieron tratamiento y continuaron con sus vidas. Estos ejemplos son la evidencia de que para la mayoría de las mujeres, hay vida después del cáncer de seno.

Los expertos trabajan todo el tiempo para encontrar mejores maneras de detectar y tratar el cáncer de seno.

¿Perderé mi seno?

La mayoría de las mujeres no pierden los senos.

Los médicos a menudo pueden extirpar el cáncer sin extirpar el seno entero. Ellos sacan el bulto canceroso y parte del tejido mamario alrededor del cáncer. Esto se llama tumorectomía, o cirugía conservadora del seno.

¿Qué pasa si necesito que extirpen mi seno?

Algunas mujeres necesitan que se les extirpe el seno completo para sacar todo el cáncer.

Cuando se extirpa un seno se llama mastectomía. Cuando se extirpan ambos senos se llama mastectomía doble.

Es muy preocupante perder uno o ambos senos. Usted necesitará información y apoyo que le ayude a sobrellevar su pérdida.

Lea más sobre la tumorectomía y la mastectomía en las páginas 39 a 55.

¿Sentiré dolor?

Tener cáncer no significa que tiene que sentir dolor.

Si usted siente dolor debido al cáncer o al tratamiento del cáncer, existen muchas maneras para que usted se pueda sentir mejor. No tiene que sufrir debido a cualquier dolor que sienta. Los medicamentos y algunas formas de relajación pueden ser de ayuda. Aquí se brindan algunas sugerencias:

- **Recuerde que controlar su dolor del cáncer forma parte de su tratamiento del cáncer.**

- **Hable con sus médicos sobre cualquier dolor que sienta.** Cuántos más médicos sepan sobre su dolor, mejor es el trabajo que pueden hacer para aliviarlo. No tenga miedo de hablar sobre su dolor.

- **Pida ayuda para tratar su dolor.** Recibir alivio al dolor puede ayudarle a sobrellevar su cáncer. No sentir dolor le ayudará a mantenerse fuerte para poder pasar por su tratamiento del cáncer.

- **No sienta que tiene que elegir entre recibir tratamiento para el cáncer y recibir tratamiento para el dolor.** Los médicos pueden ayudarle con su dolor mientras tratan su cáncer.

Mi amiga tuvo cáncer de seno. Mi experiencia, ¿será igual a la de ella?

Cada mujer con cáncer de seno es diferente.

Lo que le sucede a una mujer con cáncer de seno no le sucederá a todas las mujeres con este tipo de cáncer. Aquí se detallan algunas razones del por qué:

- **El cáncer de seno afecta a las personas de diferentes maneras.** No todas las personas con un tipo de cáncer tienen la misma experiencia.

- **Existen distintos tipos de cáncer de seno.** Estos afectan el cuerpo de diferentes maneras.

Los médicos no tratarán a todos los cánceres de seno de la misma manera. Ellos consideran su cáncer de seno y su salud. Luego crean un plan de tratamiento para su cáncer.

Un ser querido mío tuvo otro tipo de cáncer. ¿Debería esperar que mi experiencia sea igual a la de esta persona?

No todos los cánceres son iguales.

Probablemente usted haya conocido a alguien que padece cáncer. El simple hecho de que algo le haya ocurrido a esa persona no significa que le ocurrirá a usted. Hay varias razones para esto:

- Algunos tipos de cáncer pueden ser tratados más fácilmente que otros.

- Algunos tipos de cáncer y de tratamientos del cáncer enferman más a unas personas que a otras.

- Algunos cánceres se encuentran cuando son pequeños y más fáciles de tratar. Otros se encuentran más tarde, después que han crecido por algún tiempo y son más difíciles de tratar.

- Las personas a menudo tienen otras enfermedades que afectan cómo responden al tratamiento del cáncer.

¿Qué es el cáncer de seno?

El cáncer de seno es una enfermedad compleja. Existen distintos tipos de cáncer de seno. Cada tipo es diferente y necesita tratamientos específicos.

Este dibujo del tejido mamario normal muestra los 3 componentes principales del seno femenino: (1) los lobulillos, las glándulas que producen leche; (2) los conductos, los pasajes que transportan la leche desde los lobulillos al pezón; y (3) el estroma, los tejidos grasos y conectivos que rodean a los conductos y los lobulillos.

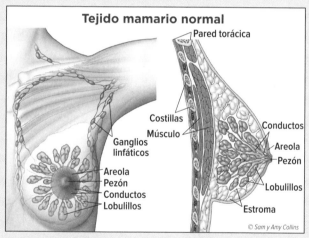

Tejido mamario normal
Pared torácica
Costillas
Músculo
Ganglios linfáticos
Areola
Pezón
Conductos
Lobulillos
Conductos
Areola
Pezón
Lobulillos
Estroma

© Sam y Amy Collins

La mayoría de los tipos de cáncer de seno empiezan en las células que revisten los conductos. Esto se llama cáncer ductal. Algunos tipos empiezan en las células que revisten los lobulillos. Esto se llama cáncer lobular. Solo un pequeño número de cánceres de seno empiezan en las células del estroma del seno.

Cómo empieza el cáncer

Todos los seres vivos, desde las plantas hasta las personas están formados por células diminutas. Las células sanas de su cuerpo crecen, forman células nuevas y mueren cuando se suponen que deben hacerlo.

Pero las células cancerosas no son normales y no siguen los patrones que deberían seguir. No mueren como las demás células. Continúan creciendo y formando nuevas células. En los tipos más comunes de cáncer de seno, estas células crecen fuera de control y forman un bulto llamado tumor. Si el cáncer se encuentra presente el tiempo suficiente, se puede propagar a otras partes del cuerpo.

Más información sobre el cáncer de seno

- Cuando los médicos encuentran el cáncer de seno antes de que se convierta en un tumor grande o se propague, pueden tratarlo más fácilmente.

- Hay distintos tipos de cáncer de seno y no todos los cánceres de seno crecen de la misma manera. Por lo tanto, los médicos no tratan a todos los cánceres de seno del mismo modo.

- El cáncer de seno se presenta principalmente en la mujeres, sin embargo, los hombres también pueden padecer cáncer de seno.

Para obtener información sobre distintos tipos de cáncer de seno, llame a la Sociedad Americana Contra El Cáncer al **800-227-2345** o visite **cancer.org**.

¿Por qué a mí?

¿Es culpa mía tener cáncer de seno?

No. No es su culpa.[2]

Muchas mujeres quieren saber por qué presentaron cáncer de seno. Algunas mujeres piensan que hicieron algo para causar su cáncer. Puede que piensen que presentaron cáncer de seno como castigo por algo que hicieron o que no hicieron. O puede que piensen que si hubiesen hecho algo de otra manera, no habrían presentado cáncer de seno. Es comprensible tener estas reacciones ante un diagnóstico, pero no se culpe. Usted no causó su cáncer de seno.

No sabemos qué es lo que hace que la mayoría de los cánceres de seno empiecen a desarrollarse. Sí sabemos que algunas cosas en la vida de una mujer afectan sus probabilidades de presentar cáncer de seno. Esto se llama riesgo del cáncer de seno. Pero aún cuando se cree que ciertos factores aumentan la probabilidad de una mujer de desarrollar cáncer de seno, no existe forma de saber si dichos factores realmente contribuyen a que ella presente la enfermedad.

Para más información sobre el riesgo de cáncer de seno, consulte las páginas 157 a 162.

Si no me siento mal, ¿tengo realmente cáncer?

El cáncer no siempre hace que se sienta enferma.

Algunas mujeres dicen que no pueden creer que tengan cáncer porque se sienten bien. Puede resultarle difícil aceptar que tiene cáncer de seno cuando no se siente mal. Otras mujeres posiblemente no se sientan del todo bien por un tiempo antes de que los médicos encuentren su cáncer de seno.

El cáncer puede crecer silenciosamente durante un tiempo prolongado antes de que cause problemas o dolor. Es por eso que es tan importante someterse a revisiones con regularidad para ver si tiene cáncer. Cuánto antes se detecta y se trata el cáncer, mejores son sus probabilidades de tener una vida larga después del tratamiento.

¿Cuán grave es mi cáncer?

¿Cómo saben los médicos que tan grave es mi cáncer?

Primero estudian una muestra de su tejido mamario.

Los médicos estudian la muestra de tejido mamario que fue extraída durante la biopsia y redactan un informe de patología. Este informe explica el tipo de cáncer de seno que usted tiene. También dice si su tumor es propenso a crecer rápida o lentamente.

Los médicos usan el informe como una guía que les ayuda a planificar cómo tratar su cáncer. Si usted se somete a cirugía, el informe de patología de la cirugía será más detallado que el informe inicial.

¿Qué significa el "grado del cáncer"?

El "grado del cáncer" hace referencia a qué tan probable es que su cáncer crezca y se propague rápidamente.

Cuando los médicos hablan acerca del "grado del cáncer", es una manera de hablar sobre qué tan grave es su cáncer.

Para determinar el grado de su cáncer, los médicos examinan sus células cancerosas bajo un microscopio. Ellos le dan a su cáncer un grado de 1 a 3. Los grados del cáncer se describen de la siguiente manera:

- grado 1, o grado bajo;
- grado 2, o grado intermedio; y
- grado 3, o grado alto;

El médico le asignará un grado al cáncer en base a qué tanto la muestra de la biopsia se asemeja al tejido mamario normal. Bajo un microscopio, las células cancerosas de grado 1 se verán casi como células sanas y normales. Tienen menos probabilidades de crecer y propagarse rápidamente. Las células cancerosas de grado 3 se verán muy diferentes a las células normales. Son más graves y podrían crecer más rápidamente.

¿Qué significa la "etapa del cáncer"?

La "etapa del cáncer" le indica cuánto cáncer hay y si se ha propagado.

La etapa del cáncer le ayuda a su médico a determinar sus opciones de tratamiento y entender qué es probable que ocurra con su cáncer.

Para determinar la etapa de su cáncer, su médico usará los resultados del examen físico y de la biopsia, junto con resultados de la cirugía, si corresponde. Otras pruebas que se podrían usar incluyen una radiografía de tórax, mamogramas de ambos senos, gammagrafía ósea, tomografía computarizada (CT), imagen por resonancia magnética (MRI) y tomografía por emisión de positrones (PET). (La mayoría de las mujeres no necesitará todas estas pruebas).

En la estadificación del cáncer, se usa un sistema de letras y números para describir lo siguiente:

- el tamaño de su tumor de seno;
- si su cáncer ha crecido en estructuras cercanas (como a piel);
- si su cáncer ha alcanzado los ganglios linfáticos cercanos; y
- si su cáncer se ha propagado a otras partes de su cuerpo.

Consulte las páginas 163 a 164 para obtener más información sobre la estadificación del cáncer.

El médico dice que mi cáncer de seno se ha propagado. ¿Qué significa eso?

Es posible que el cáncer se propague a otra parte del cuerpo.

A veces las células cancerosas se desprenden de un tumor y se propagan a otras parte del cuerpo a través del torrente sanguíneo o de los vasos linfáticos. Las células cancerosas pueden asentarse en otras partes del cuerpo y formar nuevos tumores. Cuando las células cancerosas se propagan a otro lugar en el cuerpo, esto se llama metástasis.

Incluso cuando el cáncer se ha propagado a un nuevo lugar en el cuerpo, el cáncer continúa recibiendo el nombre de la parte del cuerpo donde se originó. Si el cáncer de seno se propaga a los pulmones, por ejemplo, este aún se llama cáncer de seno. El cáncer de seno tiende a propagarse a los huesos. Otros sitios comunes son el hígado, los pulmones y el cerebro. El cáncer de seno también se puede propagar a otras partes del cuerpo.[3]

¿Saben mis médicos cómo responderé al tratamiento?

Sus médicos pueden predecir qué tan probable es que usted responda al tratamiento, sin embargo nadie puede estar seguro.

Sus médicos estudian lo que les ha sucedido a otras mujeres que tuvieron cáncer de seno con la misma etapa y grado que el suyo, y consideran el estado del receptor hormonal y de HER2 de su cáncer de seno. Ellos examinan qué tan bien funcionó el tratamiento para esas mujeres para pronosticar mejor qué tan bien le podría ir a usted con el tratamiento.

La prueba de receptores hormonales en el tejido mamario es una parte importante de la evaluación del estado del cáncer de seno. Al momento de la biopsia o de la cirugía, se hace una prueba a las células del cáncer de seno para ver si poseen receptores de estrógeno o de progesterona. Las células de cáncer de seno que tienen uno o ambos de estos receptores se consideran receptores de hormonas positivos. Aproximadamente 2 de cada 3 cánceres de seno son receptores de hormonas positivos. Estos cánceres tienden a crecer más lentamente y son mucho más propensos a responder a la terapia hormonal que los cánceres que no tienen estos receptores.

Los cánceres invasivos del seno o los que se ha propagado más allá de la capa superior de las células en los conductos mamarios o lobulillos, también deben someterse a pruebas para ver si hay HER2, una proteína que estimula el crecimiento. Los tumores que contienen niveles altos de HER2 se los denomina tumores HER2 positivos. Aproximadamente 1 de cada 5 cánceres de seno tienen demasiado de esta proteína. Estos cánceres tienden a crecer y propagarse más rápidamente que los demás. Sin embargo, estos cánceres son también más propensos a responder a medicamentos que se dirigen a la proteína HER2.

¿Qué se entiende por la palabra "pronóstico"?

Este término significa lo que probablemente sucederá con su cáncer.

El pronóstico es su perspectiva después de su diagnóstico. Este incluye el tiempo durante el tratamiento del cáncer y después del mismo. Se relaciona con sus posibilidades de recuperación del cáncer y de tener una recurrencia.

Sin embargo, usted no es un número en una gráfica. Usted es una persona. Su cuerpo reaccionará al cáncer y al tratamiento a su propia manera. El simple hecho de que algo le haya ocurrido a otra mujer con cáncer de seno como el suyo no significa que le ocurrirá a usted. Y el tratamiento del cáncer está en mejora constante, de modo que los números y las gráficas no siempre reflejan los muchos recursos que están ayudando a las mujeres ahora mismo.

¿Por qué el médico no usa la palabra "cura"?

Incluso después del tratamiento, es difícil saber si todas las células cancerosas han desaparecido para siempre.

La mayoría de los médicos usan la palabra "remisión" en lugar de "cura". Si ellos dicen "Su cáncer está en remisión", esto significa que las pruebas que se han hecho después de su tratamiento no muestran ningún cáncer. ¡Este es un momento maravilloso para muchas mujeres!

Sin embargo, unas pocas células cancerosas podrían estar escondidas en algún lugar del cuerpo, y empezar a crecer más tarde. Es por eso que a los médicos no les gusta usar la palabra "cura". Ellos no pueden garantizar que el cáncer se ha ido por completo, incluso cuando es muy probable que así sea.

Muchas mujeres se recuperan completamente del cáncer de seno y no presentan signos de ningún cáncer en sus cuerpos. Otras mujeres que aún tienen evidencia de cáncer pueden mantenerlo bajo control y vivir vidas prolongadas.

¿Necesito una segunda opinión?

Considere obtener una segunda opinión. Puede ser importante saber qué dice otro médico sobre su cáncer de seno.[4]

Es posible que quiera obtener una segunda opinión sobre su diagnóstico. Es decir, probablemente quiera hablar con otros médicos sobre su diagnóstico y el plan de tratamiento que su primer médico sugirió. De este modo, puede sentirse más segura de que el primer médico tenía el mejor plan, y le ayudará a asegurarse que entiende todas sus opciones de tratamiento.

El proveedor de su seguro médico podría pagar una segunda opinión si usted la solicita. Algunos planes del seguro podrían incluso requerir que usted obtenga una segunda opinión. Hable con alguna persona de su compañía de seguros y averigüe qué costos estarán cubiertos antes de ir a otro médico.

Después de hablar con distintos médicos, piense en lo que ha aprendido. Converse al respecto con amigos y familiares. Luego escoja el plan de tratamiento que sea mejor para usted. Una vez que ha tomado una decisión, es momento de empezar su tratamiento de cáncer de seno.

¿Se enojará el primer médico si quiero hablar con otra persona?

La mayoría de los médicos entenderán por qué usted quiere una segunda opinión.

Las mujeres con cáncer de seno frecuentemente buscan una segunda opinión sobre su diagnóstico y tratamiento. Querer una segunda opinión no significa que usted crea que el primer médico le dio un mal tratamiento o consejo, o que usted no confía en el médico. Significa que usted quiere investigar todas sus opciones y asegurarse de recibir el plan de tratamiento correcto. Y es posible que su compañía de seguros requiera que obtenga otra opinión.

Muchos médicos le aconsejarán que hable con otros médicos sobre su biopsia, su diagnóstico de cáncer y lo que es probable que suceda. Ellos saben que están en juego su salud y su vida. Si su médico se enoja o se niega a sugerir a otro médico, entonces necesita pensar si él o ella es el médico indicado para usted.

? Preguntas

para hacerle al médico que le informó acerca de su cáncer

1. ¿Cuál es el grado de mi cáncer de seno?

2. ¿Qué podría significar este grado de cáncer para mi salud y mi vida?

3. ¿Cuál es la etapa de mi cáncer de seno?

4. ¿Cómo afecta la etapa de mi cáncer al tipo de tratamiento que debo recibir?

5. ¿Cómo afecta la etapa de mi cáncer a mi pronóstico?

6. ¿Se encontró que mi cáncer de seno es receptor hormonal positivo? Si es así, ¿cómo afectará esto a mi tratamiento?

7. ¿Se encontró que mi cáncer de seno es HER2 positivo? Si es así, ¿cómo afectará esto a mi tratamiento?

8. ¿Podría explicarme las distintas partes de mi informe de patología?

9. Me gustaría obtener una segunda opinión. ¿Cómo puedo obtenerla?

10. ¿Puede recomendarme a un médico para que me dé una segunda opinión?

11. ¿Cómo hago llegar las muestras de mi biopsia a ese médico?

12. ¿Qué otras pruebas considera usted que necesitaré?

Cómo tratar su cáncer de seno

¿Quién me ayudará con mi tratamiento del cáncer?

¿Puedo elegir a mi médico?

Probablemente usted podrá elegir quién estará a cargo de su tratamiento de cáncer, aunque sus opciones podrían estar limitadas en base a su cobertura del seguro.

Hable con su médico de atención primaria sobre cómo encontrar a un médico oncólogo. Un oncólogo es un médico que se especializa en tratar a personas con cáncer. Usted querrá encontrar a un oncólogo que haya tratado a muchas mujeres con cáncer de seno.

La mayoría de los hospitales cuentan con varios médicos que tratan el cáncer de seno. Puede que sean expertos en cáncer, cirugía y tratamientos con radiación. Probablemente su oncólogo supervise todo su tratamiento.

Es posible que usted tenga que pagar más si elige a un médico fuera de la red de proveedores de su seguro. Pregunte a su proveedor de seguros para que sepa qué es lo que estará cubierto.

¿Qué debo considerar al elegir a un médico?

Piense en qué es lo que más quiere de un médico.

Usted estará con su oncólogo durante bastante tiempo. Él o ella trabajará con usted para crear un plan de tratamiento. Y usted continuará viendo a su oncólogo para hacerse revisiones médicas de rutina durante años una vez finalizado el tratamiento. Es realmente importante encontrar a un oncólogo de confianza.

Aquí se brindan algunas preguntas que pueden ayudarle a escoger a su oncólogo.

- El médico, ¿la trata con respeto?
- ¿Le explica el médico las cosas de manera que usted pueda entender?
- ¿Escucha el médico sus inquietudes y preguntas?
- ¿El médico y usted comparten un enfoque común sobre su salud y tratamiento del cáncer de seno?
- ¿Podrá contactar al médico cuando tiene preguntas o necesita información?

- ¿Ha tratado el médico a muchas mujeres con cáncer de seno como el suyo?

Su decisión sobre qué médico ver puede estar estrechamente vinculada al hospital dónde él o ella trabaja.

¿A dónde iré para recibir tratamiento?

Es muy probable que usted vaya al hospital o clínica ambulatoria donde su oncólogo trabaja.

La mayoría de los médicos solo trabajan en determinados hospitales. Averigüe si el hospital donde su médico trabaja es conocido por su excelencia en la atención del cáncer.

Usted puede hacer a su oncólogo y a su médico de atención primaria preguntas específicas sobre centros de tratamiento. Ellos le ayudarán a que se sienta cómoda respecto al hospital o centro donde recibirá atención.

¿Quién más estará atendiendo mi salud?

Habrá muchas persona cuidándola durante su tratamiento del cáncer.[5]

Una persona en su equipo médico será quien conduzca la coordinación de su cuidado. Es posible que usted pueda decidir quién será esa persona. Su gran aliado podría ser su médico de atención primaria, quien probablemente le conoce desde más tiempo y mejor que los demás encargados del cuidado. El líder del equipo médico también podría ser su oncólogo o cirujano. Debe estar claro para todos los otros miembros del equipo quién está a cargo de su caso, esa persona informará a los otros de su progreso. Usted verá a médicos, enfermeras y a otro personal médico capacitado para ayudar a mujeres con cáncer de seno.

El cuadro en la página siguiente muestra a las personas que pueden formar parte de su equipo de atención médica. Consulte las páginas 167 a 172 para ver descripciones de los miembros del equipo.

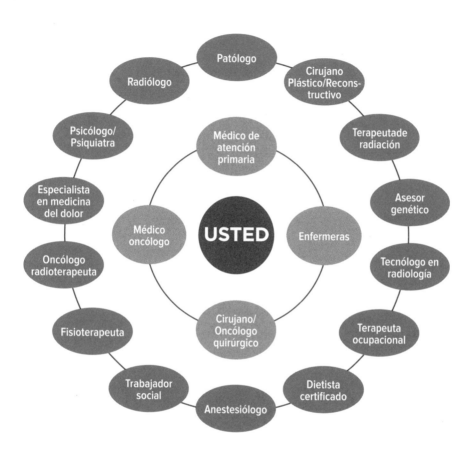

? Preguntas

para hacerle al médico que puede que se encargue de su tratamiento

1. ¿Cuál es el tipo exacto de cáncer de seno que tengo? ¿Qué tan común es?

2. ¿Ha tratado antes este tipo de cáncer de seno? Si es así, ¿A cuántas pacientes ha tratado?

3. ¿Cuándo está abierto su consultorio?

4. ¿Quién se encargaría de mí si usted tomara vacaciones o si necesitara ayuda cuando su consultorio está cerrado?

5. ¿Puedo traer a alguien que me acompañe a las citas para tomar notas?

6. ¿Qué tratamiento(s) recomienda para mi cáncer de seno, y por qué?

7. ¿En qué hospital sería tratada?

8. ¿Ha tratado este hospital a muchas mujeres con cáncer de seno?

9. ¿Cuenta el hospital la tecnología más avanzada para tratar el cáncer de seno?

10. ¿Está dispuesto a hablar con mis familiares sobre sus preocupaciones?

11. ¿Tiene usted información sobre el cáncer de seno que me pueda llevar?

12. ¿Dónde puedo encontrar más información sobre el cáncer de seno?

Cómo hablar con su médico

No siempre resulta fácil hablar con su médico. Puede que se sienta preocupada, piense que sus preguntas son absurdas, o que simplemente se sienta cansada para hablar. Además, su médico puede estar apurado. Puede que tenga la sensación de que está demasiado ocupado como para tomarse tiempo para responder sus preguntas. Todos estos asuntos pueden hacer que resulte difícil hablar con su médico.

Aquí se brindan algunos consejos prácticos para ayudarle a sentirse más cómoda al hablar con su médico y hacerle preguntas:

- Dígale al médico inmediatamente que tiene preguntas.
- Tenga preparada su lista de preguntas.
- Entienda que no hay preguntas "tontas" ni "absurdas".
- Tome notas de lo que su médico dice.
- Haga que alguien venga con usted para ayudarle a hacer preguntas y tomar notas.

¿Por qué hacer preguntas?

Las preguntas son importantes por estas razones:

- Usted necesita entender lo que está sucediendo.
- Usted debe saber por qué el médico considera que debe hacerse determinada prueba o tratamiento.

- Usted quiere asegurarse estar de acuerdo con las sugerencias de su médico.

Hacer preguntas no hace que usted sea una mala paciente. Es responsabilidad de su médico informarle sobre su cáncer y lo que necesita para mejorarse.

Asegúrese de entender

Las palabras que los médicos y las enfermeras usan para hablar sobre el cáncer pueden resultar difíciles de entender. Ellos pueden usar términos que nunca antes había oído. Si le cuesta entenderlos, estos consejos prácticos pueden ser de ayuda:

- Pida que le expliquen la palabra.
- Pida que hagan un dibujo para explicar la palabra o el concepto.
- Pida que le den un ejemplo de la vida cotidiana que ayude a explicar la palabra.

Trabaje en equipo

Cuánto más hable con su médico y obtenga respuestas a sus preguntas, mejor pueden trabajar juntos durante su tratamiento contra el cáncer de seno. En enfoque de trabajo en equipo le ayudará a recibir una buena atención.

¿Cuál es la mejor manera de tratar mi cáncer de seno?

¿Qué tipo de tratamiento recibiré?

Existen muchas maneras de tratar el cáncer de seno.

Su médico sugerirá un plan de tratamiento especial para usted. Su plan puede incluir uno o más de los siguientes tratamientos:

- Cirugía
- Radioterapia
- Quimioterapia
- Terapia hormonal
- Terapia dirigida
- Terapia dirigida al hueso

Cómo sé si mis médicos están sugiriendo el mejor tratamiento?

Hable con su oncólogo sobre qué tratamientos han funcionado mejor para su tipo de cáncer de seno.

Pregunte por qué su médico está sugiriendo determinados tipos de tratamiento. ¿Son estos tratamientos los más eficaces para su tipo de cáncer de seno? Pida más información sobre el tratamiento que su médico sugiere. Esto puede incluir información sobre el cáncer de seno, artículos sobre cáncer de seno y buenos sitios web. Esto puede ayudarle a tomar decisiones sobre su tratamiento.

¿Debo considerar una prueba genética?[6]

Los expertos acuerdan que se debe considerar una prueba genética solo cuando existe sospecha razonable de que se está en presencia de una mutación genética.

Algunos cambios genéticos hereditarios pueden aumentar considerablemente el riesgo de una mujer de padecer cáncer de seno y pueden afectar las decisiones sobre el tratamiento. Aunque las mujeres puedan tener familiares con cáncer de seno, en la mayoría de los casos, su cáncer no se debe a una mutación genética hereditaria.

Si usted tiene familiares con cáncer de seno (o ciertos otros tipos de cáncer) o familiares que tuvieron cáncer de seno a temprana edad, hable con su médico antes de decidir buscar asesoramiento. Las mujeres con antecedentes familiares significativos de cáncer de seno pueden ser referidas a un asesor genético quien puede hablar con ellas sobre los riesgos y beneficios de una prueba genética. No recomienda este tipo específico de pruebas de detección al público en general.

Las pruebas genéticas buscan mutaciones en los genes *BRCA1* y *BRCA2* mayormente. Los asesores genéticos también pueden recomendar si otros miembros de la familia del paciente deben considerar hacerse la prueba.

¿Qué debo hacer si tengo una mutación genética hereditaria?[6]

Saber de una mutación genética puede afectar las decisiones respecto del tratamiento para las mujeres que ya tienen cáncer de seno.

Estas decisiones pueden incluir si optar por una mastectomía o una cirugía con conservación del seno o si someterse a una cirugía para reducir el riesgo, como extirpar los ovarios o hacer que le extirpen el seno sano. Hable con su médico acerca de los riesgos, beneficios y límites de sus opciones de tratamiento.

¿Cómo se usa la cirugía para tratar el cáncer de seno?

Los médicos practican una cirugía para sacar el cáncer del tejido sano del seno.

La cirugía es uno de los tratamientos más comunes para el cáncer de seno. La meta principal de la cirugía del cáncer de seno es eliminar el cáncer en el seno y los ganglios linfáticos, si el cáncer se ha propagado allí. Durante la cirugía, el médico puede extirpar el cáncer junto con una pequeña cantidad de tejido mamario, puede necesitar extirpar uno o ambos senos. Estos dos tipos de cirugía de cáncer de seno se llaman tumorectomía y mastectomía.

- **La tumorectomía o cirugía con conservación del seno,** consiste en extirpar el bulto o tumor junto con parte del tejido mamario alrededor. Si se encuentra cáncer en el borde del tejido extirpado mediante la cirugía, es posible que el cirujano necesite extirpar más tejido. Es importante tener bordes de tejido mamario normal limpios, sin cáncer para ayudar a evitar que el cáncer regrese.

- **La mastectomía** consiste en extirpar el seno completo o ambos senos. Existen diferentes tipos de mastectomías. Por ejemplo, en una mastectomía simple solo se extirpa el seno. En una mastectomía radical modificada, se extirpan el seno, el revestimiento sobre el músculo del tórax y algunos ganglios linfáticos de la axila.

En muchos casos, las cirugías conservadoras del seno en combinación con otros tratamientos como radioterapia o quimioterapia pueden ser tan eficaces como una mastectomía radical modificada.

Tumorectomía/mastectomía parcial

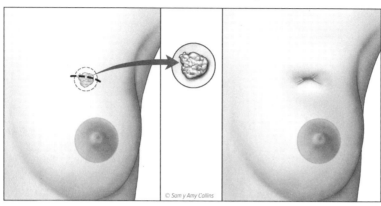

© Sam y Amy Collins

El tumor es extirpado con un borde de tejido mamario normal.

La apariencia posoperatoria depende de la cantidad de tejido extirpado, sin embargo habrá una pequeña cicatriz y a menudo una hendidura en el seno.

Mastectomía radical modificada

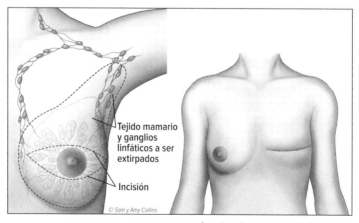

Tejido mamario y ganglios linfáticos a ser extirpados

Incisión

© Sam y Amy Collins

Apariencia posoperatoria

¿Cuál es el rol del sistema linfático en el cáncer de seno?

Los ganglios linfáticos son pequeños grupos de células inmunitarias en su cuerpo. Estos están conectados por vasos linfáticos, los cuales son como pequeños vasos sanguíneos. Las células cancerosas pueden invadir a los vasos linfáticos y propagarse a los ganglios linfáticos donde pueden asentarse y crecer. Los ganglios linfáticos en la zona de la axila cerca del seno son por lo general los primeros afectados cuando el cáncer de seno empieza a propagarse. Es importante examinar estos ganglios linfáticos para ver si el cáncer se ha propagado a ellos. De ser así, es una señal de que el cáncer puede haberse propagado a otros órganos.

El primer ganglio linfático al que la linfa alcanza después de salir del seno se llama ganglio centinela. Este es el ganglio al que probablemente el cáncer se propague primero.

En una biopsia de ganglio linfático centinela (SLNB), el cirujano extirpa los ganglio(s) para su examen bajo el microscopio. La SLNB puede mostrar si el cáncer se ha propagado a los ganglios linfáticos sin tener que extirparlos a todos.

Si el ganglio linfático centinela no contiene cáncer, eso generalmente significa que no es necesario extirpar ningún otro ganglio linfático, dado que es improbable que el cáncer los haya alcanzado. Pero si el ganglio centinela contiene cáncer, los ganglios linfáticos axilares podrían necesitar ser extirpados en una operación más exhaustiva llamada disección de ganglio linfático axilar (ALND).

Una ALND también podría hacerse si se encuentra que los ganglios linfáticos están agrandados durante un examen o una prueba por imágenes.

El sistema linfático

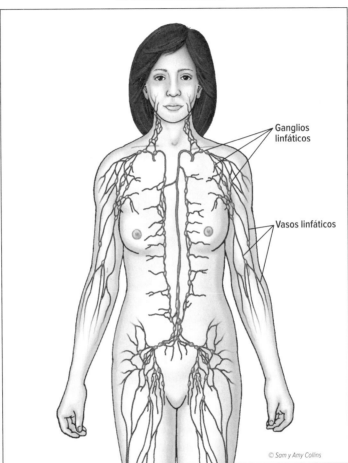

Ganglios linfáticos

Vasos linfáticos

© Sam y Amy Collins

El sistema linfático tiene dos partes principales: los ganglios linfáticos y los vasos linfáticos. Los ganglios linfáticos están conectados por vasos linfáticos, los cuales son como venas, excepto que transportan linfa en vez de sangre.

Los ganglios linfáticos en relación con el seno

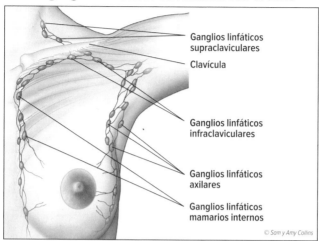

Ganglios linfáticos supraclaviculares

Clavícula

Ganglios linfáticos infraclaviculares

Ganglios linfáticos axilares

Ganglios linfáticos mamarios internos

© Sam y Amy Collins

Biopsia de ganglio linfático centinela

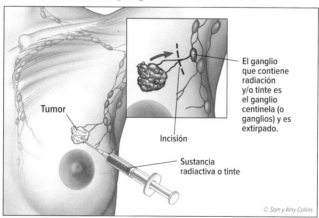

El ganglio que contiene radiación y/o tinte es el ganglio centinela (o ganglios) y es extirpado.

Tumor

Incisión

Sustancia radiactiva o tinte

© Sam y Amy Collins

Durante una biopsia de ganglio linfático centinela, se inyecta una sustancia radiactiva y/o tinte azul en el tumor, cerca del tumor o en el área alrededor del pezón. Esa sustancia viaja al ganglio centinela, el cual luego es extirpado para ver si contiene cáncer.

Disección de ganglio linfático axilar

Ganglios
linfáticos
extirpados

© Sam y Amy Collins

Apariencia posoperatoria

¿Cómo decido entre la mastectomía y la tumorectomía?

Piense en cómo cada tipo de cirugía podría afectar su vida.

Lea la siguiente información sobre cada procedimiento. Luego, hable con su médico sobre sus opciones.

? Preguntas

que debe considerar cuando decide
qué tipo de cirugía es mejor para usted

1. ¿Cuáles son los riesgos y beneficios de
   someterse a una tumorectomía en comparación
   con una mastectomía?

2. ¿Cómo me sentiré después de perder uno o
   ambos de mis senos?

3. ¿Ha recomendado mi médico un método más
   que otro?

4. ¿Corro riesgo de recurrencia del cáncer (cáncer
   que regresa)?

5. Un tipo de cirugía ¿reduciría las posibilidades de
   recurrencia del cáncer más que el otro tipo?

continuación en la próxima página

continuación de la página anterior

6. ¿Cuántos ganglios linfáticos, si corresponde, será necesario que sean extirpados?

7. ¿Necesitaré radioterapia u otros tratamientos después de la cirugía? ¿En que consiste la radioterapia? (Refiérase a las páginas 56 a 57 para leer más información sobre la radioterapia).

8. ¿Qué efectos secundarios puedo esperar de la cirugía? ¿Qué se puede hacer para ayudar con estos efectos secundarios? ¿Qué efectos secundarios se deben informar de inmediato?

9. ¿Qué sucede si decido hacerme una cirugía de reconstrucción del seno después de la mastectomía? ¿En qué consistirá? (Refiérase a las páginas siguientes y las páginas 121 a 138 para leer sobre opciones después de la mastectomía).

¿Qué debo esperar después de una mastectomía?

Una mastectomía por lo general lleva de 2 a 3 horas. La cirugía llevará más tiempo si usted también se está sometiendo a una cirugía reconstructiva. Después de la cirugía, probablemente permanecerá en el hospital de 1 a 2 noches. Cuando se despierte después de la cirugía, verá un vendaje sobre el área de su seno. También es posible que tenga uno o más drenajes (tubos de plástico o hule) en su seno o en el área de la axila. Estos drenajes eliminan la sangre y la linfa que se acumula mientras se está curando. Será preciso que los drenajes permanezcan colocados de 1 a 2 semanas.

Usted necesitará ver a su médico una o dos semanas después de la cirugía para seguimiento y para que le retiren los drenajes.

Las mujeres a menudo están sorprendidas por el poco dolor que sienten en el área del seno después de la cirugía. Sin embargo, puede que tenga sensaciones raras, como una sensación de insensibilidad, pellizcos o tirones en el área de la axila.

Hable con su médico sobre cómo cuidarse después de la cirugía. Su tratamiento puede incluir radiación o quimioterapia. Consulte información sobre estos tratamientos en las páginas 56 a 59.

Antes de dejar el hospital, usted debe recibir instrucciones impresas sobre cómo cuidarse en el hogar. Las instrucciones deben incluir todos los aspectos que se enumeran las las siguientes dos páginas.

Qué preguntar

sobre cómo cuidarse después
de la mastectomía

Cómo cuidar su cuerpo:

- Cómo cuidar la herida quirúrgica y el vendaje

- Cómo controlar y cuidar los drenajes

- Cómo reconocer los signos de infección

- Cómo bañarse y ducharse después de la cirugía

- Qué medicamentos tomar (incluyendo medicamentos contra el dolor) y con qué frecuencia

- Cuándo llamar a su médico o enfermera

Cómo regresar a su vida:

- Qué alimentos debe comer o no comer

- Qué actividades debe hacer o no hacer

- Qué tan pronto puede regresar al trabajo

Cómo acostumbrarse a su cuerpo después de la cirugía:

- Cuándo empezar a usar su brazo.

- Cómo ejercitar su brazo para evitar que se ponga rígido.

- Cuándo podrá usar una prótesis mamaria. Una prótesis mamaria es un relleno con forma de seno que se puede usar debajo de la ropa.

- Qué hacer con los sentimientos que probablemente tenga en cuanto a cómo luce.

- Cómo ponerse en contacto con un voluntario de Recuperación A Su Alcance® *(Reach To Recovery®)* de la Sociedad Americana Contra El Cáncer. Este es un programa en el cual los pacientes con cáncer de seno pueden hablar por teléfono, personalmente o electrónicamente con otros sobrevivientes de cáncer de seno. Consulte la guía de recursos en la página 182 para más información sobre este programa.

Qué debo esperar después de una tumorectomía?

La cirugía conservadora del seno, o tumorectomía generalmente lleva menos de 1 hora. Casi siempre, una tumorectomía se llevará a cabo de manera ambulatoria y esto no requiere estadía de una noche en el hospital.

Después de una tumorectomía, puede que tenga un drenaje (tubo) saliendo de su axila. Este por lo general se le retira antes de que deje el hospital. A veces es necesario que el drenaje quede colocado un poco más de tiempo y puede ser retirado en su visita de seguimiento con su médico (aproximadamente una semana después de la cirugía).

Después de su cirugía, es posible que necesite radioterapia. Los tratamientos con radiación normalmente se administran 5 días a la semana (de lunes a viernes) durante aproximadamente 5 semanas. Sin embargo, una duración más corta de tratamiento (u otro tipo de radiación) puede ser una opción para algunos pacientes.[7-9] Si usted está recibiendo quimioterapia, es probable que su médico quiera que usted espere a recibir radioterapia. Consulte las páginas 56 a 57 para más información sobre la radioterapia después de la cirugía conservadora del seno.

Las mujeres a menudo están sorprendidas por el poco dolor que sienten en el área del seno después de la cirugía. No obstante, pueden sentir adormecimiento, pellizcos o tirones en el área de la axila.

La mayoría de los médicos quieren que empiece a mover el brazo enseguida después de la cirugía para que no se ponga rígido.

Hable con su médico sobre cómo cuidarse después de la cirugía. Antes de dejar el hospital, usted debe recibir un formulario impreso con instrucciones sobre cómo cuidarse en el hogar. Las instrucciones deben incluir todos los aspectos que se enumeran en las siguientes dos páginas.

! Qué preguntar
sobre cómo cuidarse después de la tumorectomía

Cómo cuidar su cuerpo:

- Cómo cuidar la herida y el vendaje

- Cómo cuidar los drenajes

- Cómo saber si tiene una infección

- Qué medicamentos tomar (incluyendo medicamentos contra el dolor) y con qué frecuencia

- Cuándo llamar a su médico o enfermera

Cómo regresar a su vida:

- Qué alimentos debe comer o no comer

- Qué actividades debe hacer o no hacer

- Qué tan pronto puede regresar al trabajo

Cómo acostumbrarse a su cuerpo después de la cirugía:

- Cuándo empezar a usar su brazo afectado.

- Cómo ejercitar su brazo para evitar que se ponga rígido.

- Cómo ponerse en contacto con un voluntario de Recuperación A Su Alcance® (*Reach To Recovery*®) de la Sociedad Americana Contra El Cáncer. Este es un programa en el cual los pacientes con cáncer de seno pueden hablar por teléfono, personalmente o electrónicamente con otros sobrevivientes de cáncer de seno. Consulte la guía de recursos en la página 182 para más información sobre este programa.

¿Cuáles son otros tratamientos para el cáncer de seno?

Cómo se usa la radioterapia para tratar el cáncer de seno?

La radioterapia usa rayos X especiales para matar o dañar las células cancerosas.

La radioterapia puede usarse como tratamiento principal para el cáncer, para reducir el tamaño de un tumor antes de la cirugía o para destruir cualquier célula cancerosa restante después de la cirugía. También se puede usar como un tratamiento paliativo. El cuidado paliativo alivia los síntomas del cáncer y ayuda con los efectos secundarios del tratamiento.

Existen dos maneras principales en que se suministra la radioterapia:

- Se usa una máquina especial para apuntar rayos X potentes al cáncer desde el exterior del cuerpo. Esto se conoce como radioterapia externa. Este tipo de tratamiento es igual a una radiografía y es indoloro, aunque la radiación que se usa es mucho más potente.

- Se colocan pequeñas cápsulas que contienen radiación en el seno por un tiempo breve. Este tipo de tratamiento conocido como radioterapia interna o braquiterapia, y se puede usar después de la tumorectomía. Se coloca un dispositivo largo y delgado en el lugar donde se extirpó el tumor con un extremo sobresaliendo del seno. Este dispositivo permanece colocado hasta que termina el tratamiento. Las cápsulas radiactivas normalmente se colocan en el dispositivo por un tiempo corto y se sacan dos veces cada día durante 5 días.

La radiación daña las células cancerosas, pero también daña las células sanas. El tratamiento puede causar efectos secundarios como rigidez muscular, leve hinchazón y sensibilidad, y una reacción similar a una quemadura de sol en la piel dónde recibió radiación. Estos efectos secundarios deben desaparecer a medida que las células normales y sanas se recuperan.

¿Cómo se usa la quimioterapia para tratar el cáncer de seno?

La quimioterapia usa medicamentos para matar o dañar las células cancerosas.[10]

Los medicamentos de quimioterapia evitan que las células crezcan y se dividan. La quimioterapia se puede usar antes o después de la cirugía para destruir cualquier célula cancerosa que aún quede en su cuerpo. También puede usarse para ayudar a encoger o retardar el crecimiento de cánceres de seno avanzados.

La quimioterapia se administra en ciclos, con días de tratamiento seguidos por días de descanso para ayudar a que el cuerpo se recupere. La duración del ciclo de la quimioterapia varía según el medicamento específico o la combinación de medicamentos.

Existen dos maneras principales en que se suministra la quimioterapia:

- Los medicamentos de la "quimio" se administran vía intravenosa (IV, o en una vena). Los medicamentos viajan a través del cuerpo en el torrente sanguíneo.

- La quimioterapia también se puede administrar en forma de píldora (tableta).

Al igual que la radioterapia, la quimioterapia también puede dañar las células sanas. Esto puede resultar en efectos secundarios como náuseas, vómitos, fatiga, llagas en la boca, caída del cabello y recuentos de células sanguíneas bajos. Estos efectos secundarios deben desaparecer a medida que las células normales y sanas se recuperan. Consulte las páginas 69 a 88 para obtener más información sobre los efectos secundarios.

Una mujer que recibe quimioterapia para el cáncer de seno normalmente toma dos o más medicamentos diferentes durante 3 a 6 meses. Sin embargo, la duración del tratamiento también depende del motivo por el cual se está administrando quimioterapia, qué tan bien está funcionando y qué efectos secundarios se presentan.

¿Cómo se usa la terapia hormonal para tratar el cáncer de seno?

La terapia hormonal usa medicamentos para cambiar la manera en que las hormonas funcionan en el cuerpo. Esta ayuda a evitar que las células cancerosas crezcan.[11]

Las hormonas son sustancias químicas que son producidas en el cuerpo. Ciertos tipos de cáncer de seno necesitan hormonas para poder crecer. Si las hormonas son bloqueadas, las células cancerosas no pueden crecer.

La terapia hormonal se usa muy a menudo después de la cirugía para reducir las probabilidades de que el cáncer regrese. También se puede usar para tratar cáncer de seno que ha regresado o que se ha propagado a otras partes del cuerpo. A menudo se usa con quimioterapia.

No todos los tipos de cáncer de seno se pueden tratar con terapia hormonal. Es probable que las mujeres con tumores de seno que son receptores de estrógeno positivos (ER+) y/o receptores de progesterona positivos (PR+) se beneficien con la terapia hormonal. Estos tipos de tumores representan aproximadamente 2 de cada 3 cánceres de seno. En base a las pruebas realizadas en su tejido de cáncer de seno, su médico sabrá si usted tiene el tipo de cáncer de seno que probablemente responda a este tipo de tratamiento.

¿Cómo se usa la terapia dirigida para tratar el cáncer de seno?

La terapia dirigida ayuda al cuerpo a combatir las células cancerosas.[12]

Los medicamentos de la terapia dirigida funcionan de modo diferente de los medicamentos de quimioterapia convencional. Estos atacan ciertas partes de las células cancerosas que normalmente ayudan a que las células crezcan.

Por ejemplo, aproximadamente 1 de cada 5 cánceres de seno tienen demasiada proteína HER2 que estimula el crecimiento en la superficie de las células cancerosas. Los cánceres de seno HER2 positivos tienden a crecer y a propagarse más rápidamente. Algunos medicamentos que apuntan a HER2 pueden ayudar a tratar estos cánceres.

Los efectos secundarios de los medicamentos de la terapia dirigida a menudo son diferentes de los de la quimioterapia y pueden ser menos severos.

Para el cáncer de seno, la terapia dirigida casi siempre se usa junto con quimioterapia. A partir de las pruebas realizadas en su tejido de cáncer de seno, su médico sabrá si usted tiene el tipo de cáncer de seno que probablemente responda a este tipo de tratamiento.

¿Cómo se usa la terapia dirigida a los huesos (ósea) para tratar el cáncer de seno?

La terapia dirigida a los huesos usa determinados medicamentos para ralentizar el crecimiento del cáncer en los huesos. Es posible que esta terapia incluso evite que el cáncer de seno se propague a los huesos en primer lugar.[13]

Medicamentos como los bifosfonatos e inhibidores RANKL pueden ayudar a fortalecer los huesos. La terapia dirigida a los huesos puede reducir el riesgo de fracturas en los huesos debilitados por el cáncer de seno que se ha propagado. Estos medicamentos se inyectan en una vena o debajo de la piel.

La mayoría de los médicos recomienda que las mujeres se hagan un examen bucal y se hagan tratar cualquier problema dental antes de tomar estos medicamentos. Mantener una buena higiene bucal limpiando con hilo dental, cepillando los dientes y asegurándose que cualquier dentadura postiza se ajuste adecuadamente puede ayudar a prevenir un efecto secundario raro, pero grave de daño en los huesos de las mandíbulas.

¿Qué debo saber acerca de hierbas, suplementos dietéticos o dietas especiales para tratar el cáncer de seno?[14]

Estos tratamientos no curan el cáncer.

Cuando usted tiene cáncer, es posible que quiera creer que existe una manera sencilla y fácil de solucionarlo. Pero cuando algo suena demasiado bien para ser verdad, normalmente lo es. No se ha comprobado que haya una hierba, suplemento o dieta que cure el cáncer de seno. Algunos podrían ser de ayuda en cierta manera (como ayudar a aliviar algunos efectos secundarios del tratamiento), sin embargo otros podrían no ser de ayuda o incluso podrían afectar sus otros tratamientos. Si usted está considerando agregar una hierba, suplemento o dieta especial a su tratamiento del cáncer, primero hable con su médico. Averigüe cómo la vitaminas, hierbas u otras terapias podrían afectar su tratamiento de cáncer y si causan efectos secundarios.

Su médico necesita saber acerca de cualquier suplemento o medicamento que usted toma. Usted también puede consultar a su farmacéutico sobre los suplementos y si estos pueden interferir con su tratamiento convencional.

Cómo tomar una decisión sobre su tratamiento

Su médico probablemente le ha dado mucha información sobre el tratamiento. Es posible que se sienta abrumada por sus opciones de tratamiento. De hecho, algunas mujeres prefieren que sus médicos tomen las decisiones sobre su tratamiento. Otras mujeres quieren aprender todo lo posible para hacer sus propias elecciones. Cualquiera sea la decisión que tome está bien.

Si desea involucrarse en las decisiones de su tratamiento, aquí hay algunas preguntas que puede hacer:

- ¿Qué tan eficaz es este tratamiento para mi cáncer de seno?
- ¿Qué me sucederá durante el tratamiento y cómo afectará esto mi vida?
- ¿Cuáles son los posibles efectos secundarios de este tratamiento?
- ¿Hay alguien con quién pueda hablar que haya recibido el mismo tratamiento?

Nadie espera que se convierta en una experta en el tratamiento del cáncer. Sin embargo, puede que se sienta más en control si entiende sus opciones y lo que puede suceder.

Los voluntarios de **Recuperación A Su Alcance (*Reach To Recovery*)** de la Sociedad Americana Contra El Cáncer pueden hablar con usted sobre los tratamientos del cáncer. Llame al **800-227-2345** para más información sobre este programa.

¿Qué es un estudio clínico?

Es un tipo de estudio de investigación.

Los estudios clínicos prueban medicamentos y/o procedimientos para ver si son seguros y eficaces para personas con cáncer (u otras enfermedades).

Miles de personas participan en estudios clínicos cada año. Probablemente su médico quiera que considere participar en un estudio clínico. Pregunte a su médico porqué piensa que esto podría ayudarle y qué puede esperar que ocurra durante el estudio.

Para participar en un estudio clínico, una persona deberá ser compatible con dicho estudio. Por ejemplo, para participar en el mismo. del cáncer de seno, una mujer posiblemente necesite reunir requisitos tales como:

- Tener un determinado tipo, etapa y grado de cáncer
- Estar dentro de cierto rango de edad
- No haber aún recibido tratamiento
- Haber recibido ya determinado tratamiento

Participar en un estudio clínico conlleva riesgos y beneficios. Probablemente pueda recibir un tratamiento nuevo y prometedor que aún no esté disponible al público. Al participar en un estudio clínico usted también puede ayudar a otras personas haciendo que sea posible que los médicos aprendan más sobre cómo tratar su tipo de cáncer de seno.

continuación en la próxima página

continuación de la página anterior

Por otro lado, nadie puede estar seguro cómo va a funcionar un tratamiento nuevo, lo cual es lo que el estudio pretende averiguar. El nuevo tratamiento podría no ayudar a algunas personas o incluso podría perjudicarlas

Aquí se detallan algunos aspectos importantes a considerar antes de participar en un estudio clínico:

- Usted podría no llegar a elegir el tratamiento que recibe.
- Puede que necesite viajar con frecuencia a la clínica para hacerse pruebas adicionales.
- Su tratamiento puede causar efectos secundarios que los doctores aún desconocen.

Recuerde:

- Participar en un estudio clínico es su decisión. Nadie puede obligarla a participar. Usted también tiene el derecho a abandonar un estudio clínico si decide que no es adecuado para usted.
- La Ley de Atención Médica Accesible requiere que los planes de seguros médicos más nuevos cubran los gastos de atención de rutina de las personas que participan en estudios clínicos aprobados.

Para más información sobre estudios clínicos, llame a la Sociedad Americana Contra El Cáncer al **800-227-2345**, o visite nuestro sitio web en **cancer.org/es** y busque "estudios clínicos".

Preguntas

para hacerle al médico sobre los tratamientos

1. ¿Qué tratamiento(s) considera usted que funcionaría(n) mejor para mi cáncer?

2. ¿Será todo el cáncer eliminado por el/los tratamiento(s) o me ayudará(n) a vivir más tiempo?

3. ¿Hará(n) el/los tratamiento(s) que mi vida sea mejor? De ser así, ¿Cómo?

4. ¿Qué tan bien funciona normalmente el tratamiento en mi tipo y etapa del cáncer de seno?

5. ¿Hay otros tratamientos que podamos probar si este no se deshace de mi cáncer? De ser así, ¿cuáles?

6. ¿Cuándo tendrá lugar el/los tratamiento(s) y por cuánto tiempo?

continuación en la próxima página

continuación de la página anterior

7. ¿Necesitaría permanecer en el hospital para el tratamiento? Si es así, ¿por cuánto tiempo?

8. ¿Qué pasos necesitaría tomar para prepararme para el tratamiento?

9. ¿Cuán pronto necesito comenzar el tratamiento?

10. ¿Cuáles son los posibles riesgos o problemas de este tratamiento?

11. ¿Cómo sabrá si el tratamiento está funcionando?

12. ¿Cuándo necesito tomar la decisión de mi tratamiento?

Efectos secundarios de la quimioterapia

Efectos secundarios comunes

- sentir náuseas
- no tener hambre
- irregularidad intestinal
- cambio en los alimentos que le gustan
- pérdida del cabello
- cansancio
- irritación o llagas en la boca
- moretones o sangrado con facilidad
- mayor probabilidad de contraer infecciones
- irritabilidad
- dificultad para pensar o recordar

Efectos secundarios menos comunes/inusuales

- daño al corazón, el hígado o los riñones
- pérdida auditiva
- daño en los nervios de las manos, pies y/o piernas
- presentar un segundo cáncer más adelante en la vida
- cambios en las uñas (como un cambio en el color)

¿Qué necesito saber sobre los efectos secundarios del tratamiento?

¿Qué son los efectos secundarios?

Los efectos secundarios son síntomas o problemas no deseados que ocurren debido al tratamiento.[15]

La mayoría de los tratamientos del cáncer causan efectos secundarios. A continuación se explica el por qué. Estos tratamientos son suficientemente potentes para matar sus células cancerosas, sin embargo también pueden dañar las células sanas en su cuerpo. A medida que sus células sanas resultan dañadas, es posible que se sienta enferma, cansada o que tenga caída del cabello. La mayoría de estos efectos secundarios desaparecen después que finaliza el tratamiento.

Existen maneras de ayudar a prevenir o detener algunos efectos secundarios. Pregunte a su médico sobre estos temas:

- Los posibles efectos secundarios del tratamiento.
- Cuál es su probabilidad de que tenga efectos secundarios.
- Qué se puede hacer para prevenir los efectos secundarios o para sobrellevarlos en caso de tenerlos.

- Cuánto tiempo es probable que duren los efectos secundarios.
- Si los efectos secundarios desaparecerán cuando su tratamiento termine.

El tratamiento, ¿hará que me sienta mal?

El tratamiento del cáncer puede hacer que sienta náuseas. También puede cambiar su gusto o su apetito por los alimentos.

Lo que sucede:

Uno pocos minutos u horas después que usted recibe quimioterapia, podría sentir náuseas o vomitar. A veces otros tipos de tratamiento también podrían hacer que sienta náuseas. Puede que vea que no tiene muchas ganas de comer o que determinados alimentos huelen o tienen un gusto diferente. Estos son efectos secundarios comunes y deben desaparecer cuando su tratamiento termina. Tal vez, su médico pueda ayudarle con estos efectos secundarios.

Lo que usted puede hacer:

Pregunte a su médico sobre medicamentos que usted pueda tomar que le ayuden a sentirse mejor. Es posible que también quiera probar los consejos prácticos que se brindan a continuación.

Qué comer:

- Coma alimentos que no tengan mucho sabor u olor, como pan tostado (seco) o galletas de soda.
- Pruebe paletas heladas o gelatina.
- Beba a sorbos lentamente bebidas frías, claras como refresco de jengibre (*ginger ale*).
- Coma alimentos con olores que le gustan y pruebe pastillas para chupar de limón o de menta.

Cómo comer:

- Coma comidas pequeñas a través del día.
- Coma los alimentos fríos o a temperatura ambiente. Estos tienen menos olor y sabor que los alimentos calientes.
- Trate de descansar una hora después de comer una comida.
- Trate de relajarse y respire largo y profundo cuando siente náuseas.

¿Perderé mi cabello?

Algunos tratamientos del cáncer al principio pueden hacer que pierda el cabello, pero casi siempre vuelve a crecer.

Lo que sucede:

Muchas mujeres pierden el cabello después de algunas semanas de quimioterapia, y algunas lo pierden durante otros tratamientos con medicamentos. Otras mujeres tienen problemas con la caída del cabello pero no pierden todo el cabello. Algunas mujeres pierden el cabello de las cejas, pestañas y de otras partes del cuerpo. La cantidad de cabello que usted pierde depende de los medicamentos que toma, de la cantidad que toma y cuánto tiempo los toma.

A muchas mujeres les preocupa perder el cabello. Es normal. No muchas personas se sienten cómodas con la caída del cabello. Nuestro cabello tiene mucho que ver con cómo nos sentimos con nosotros mismos.

Si usted pierde el cabello, este casi siempre empezará a crecer después que el tratamiento termine. A veces cuando el cabello vuelve a crecer, tiene un color y una textura diferente.

Lo que usted puede hacer:

Aquí se brindan algunas ideas para ayudarle a lidiar con la caída del cabello:

- Considere cortarse corto el cabello antes de que empiece a caerse (por lo general alrededor de una semana de iniciado el tratamiento).

- Llame a su compañía de seguro médico para averiguar si ellos cubren el costo para una peluca. Luego pida a su médico una prescripción para una peluca.

- Elija una peluca antes de que empiece el tratamiento o al principio de su tratamiento si quiere igualar el color y la textura de su cabello.

- Pida a su médico o enfermera una lista de negocios de pelucas o busque en la guía telefónica. El catálogo de "*tlc*" de la Sociedad Americana Contra El Cáncer tiene una amplia selección de sombreros y pelucas. Llame al **800-850-9445** para solicitar un catálogo.

- Use un sombrero, turbante o pañuelo bonito en vez de una peluca.

- Use protector solar para proteger su cuero cabelludo descubierto y use un sombrero en clima frío o por la noche para mantener el calor corporal.

- Asista al programa Luzca Bien Siéntase Mejor® (*Look Good Feel Better*®), el cual es un programa gratuito que enseña técnicas de belleza a mujeres pacientes de cáncer a fin de ayudarles con su arreglo personal en relación con los efectos secundarios. Para encontrar un programa en su zona, llame al **800-227-2345**.

¿Me sentiré cansada?

Algunas personas se sienten realmente cansadas durante y después del tratamiento del cáncer.

Lo que sucede:

El efecto secundario más común del tratamiento del cáncer es la fatiga. La fatiga es diferente de la sensación de cansancio que usted tiene cuando no ha dormido lo suficiente. Es como si todo su cerebro, su cuerpo y sus emociones estuvieran cansados.

Este tipo de cansancio puede ocurrir durante la quimioterapia o después de algunas semanas de estar recibiendo radioterapia. El cansancio por lo general desaparecerá algunos meses después del tratamiento.

Lo que usted puede hacer:

Si se siente realmente cansada, pruebe los siguientes pasos:

- Cuide de su bienestar.
- Duerma lo suficiente.
- Coma bien.
- Pregunte a su médico sobre medicamentos que podrían ayudar.
- Si puede haga ejercicio; es posible que esto le dé más energía.

Establezca límites:

- No se obligue a hacer más de lo que siente que puede hacer.
- Decida qué cosas son más importantes para hacer. Descanse mucho y guarde sus energías para esas cosas.
- Deje que otras personas le ayuden. Pida ayuda cuando lo necesite.

¿Qué es el linfedema? ¿Lo tendré?

El lindefema se ve como una inflamación en el brazo. Este puede empezar después de algunos tratamientos que afectan los ganglios linfáticos en su axila.

La mayoría de las mujeres que han tenido cáncer de seno no tendrán este efecto secundario.

Lo que sucede:

El linfedema es una acumulación de líquido que hace que el brazo se inflame. Este puede ocurrir después de la cirugía o de la radioterapia que afecta el área de la axila. La cantidad de inflamación varia según cada mujer. Algunas mujeres pueden tener una hinchazón que hace que sus anillos se sientan ajustados en los dedos. Para otras mujeres, esto puede hacer que el brazo se hinche al doble de su tamaño normal.

La probabilidad de padecer linfedema varía mucho, dependiendo del tipo de cirugía a la que una mujer se somete y si ella recibe radioterapia. Por ejemplo, el riesgo de linfedema después de una tumorectomía sola es muy bajo, mientras que el riesgo después de una mastectomía radical modificada seguida de radiación al área de la axila es mucho más alto.[16,17]

El riesgo de linfedema también aumenta con estos factores:

- Mayor número de ganglios linfáticos extirpados
- Tener sobrepeso u obesidad

Cómo reducir sus probabilidades de tener linfedema:[18]

- **Trate de evitar infecciones y lesiones en el brazo.** Mantenga la piel limpia y protéjala al tener cortaduras, rasguños o quemaduras. Siempre use guantes al hacer jardinería o lavar los platos. Si es posible, haga que le extraigan sangre, le pongan inyecciones o le hagan otros procedimientos médicos en el otro brazo.

- **Trate de evitar quemaduras.** Proteja su brazo de las quemaduras de sol. Use guantes de cocina al cocinar. Evite quemaduras de alimentos cocidos al microondas y humeantes. Evite bañeras (tinas) de agua caliente y saunas. El calor puede hacer que el líquido se acumule.

- **Trate de evitar prendas de vestir u otros artículos que aprieten o ejerzan presión en el brazo o el hombro afectado.** Evite usar correas en el hombro al usar maletines, carteras o bolsos. Haga que le tomen la presión arterial en el otro brazo (o en el muslo en caso que ambos brazos estén afectados).

- **Pregunte sobre mangas especialmente adaptadas.** Si usted tiene linfedema o le preocupa tenerlo, hable con su médico o fisioterapeuta sobre si usted se beneficiaría usando en el brazo una manga especialmente adaptada. Si se lo recomienda, puede que necesite obtener una prescripción de su médico para que su seguro cubra el costo.

- **Trate de mantener el brazo elevado cuando pueda.** Por ejemplo, cuando está sentada, relaje el brazo sobre el respaldo del sofá o el apoyabrazos. La gravedad al tener los brazos abajo a un lado del cuerpo todo el día puede promover que el líquido se acumule.

- **Trate de evitar una distensión muscular.** Está bien hacer sus actividades normales con el brazo afectado, pero sin excederse. Haga ejercicio, pero trate de no agotar su brazo. Hable con su médico sobre el nivel de actividad que sea adecuado para usted. Si tiene que transportar objetos pesados, use el brazo no afectado, o ambos brazos.

Esté atenta a los signos de linfedema si le extirparon muchos ganglios linfáticos durante su cirugía, o si ha recibido radioterapia al área de la axila. Examine el torso de su cuerpo frente a un espejo cada 2 semanas. Llame a su médico si advierte alguno de estos signos:

- Una sensación de llenura o rigidez en el brazo.
- El brazo del lado del cuerpo donde su cáncer fue tratado se ve más grande que el otro.
- Debilidad en el brazo o no poder moverlo tanto como antes.
- Cambios en la piel, como la piel que permanece hendida después de presionarla.

Llame a la Sociedad Americana Contra El Cáncer al **800-227-2345** para más información sobre cómo cuidar su brazo y reducir sus probabilidades de tener linfedema.

¿Podría tener otros efectos secundarios?

Sí. Pregunte a su médico sobre otros posibles efectos secundarios.

Otros posibles efectos secundarios del tratamiento de cáncer son:

- **"Quimio cerebro"**. La quimioterapia puede resultar en problemas de memoria; es decir, después de los tratamientos puede que le cueste pensar o recordar las cosas. Este problema a menudo se denomina "quimio cerebro".
- **Llagas en la boca.** Lasllagas en la boca pueden ser otro efecto secundario desagradable y doloroso de los tratamientos del cáncer que pueden interferir con la alimentación.

- **Cambios en la piel y el seno.** La radioterapia puede hacer que su piel se vuelva roja como una quemadura de sol, hacer su piel que se sienta más gruesa o cambiar el tamaño de su seno. Estos cambios por lo general desaparecen de 6 a 12 meses después del tratamiento. La quimioterapia también puede hacer que sienta picazón y su piel se sienta seca o se descame.

- **Se enferma más fácilmente.** Algunos tratamientos pueden debilitar su cuerpo de modo que se enferma, sangra o tiene moretones con mayor facilidad que antes.

- **Sofocos, secreción vaginal y otros efectos de la terapia hormonal.** Otros efectos secundarios pueden incluir resequedad y/o picazón vaginal, periodos menstruales irregulares, dolor de cabeza, náuseas, sarpullido, cansancio y aumento de peso.

- **Cambios en el hábito intestinal.** Usted podría tener estreñimiento (constipación) o tener diarrea durante la quimioterapia.

- **Más probabilidad de presentar otro cáncer.** Esto es muy poco común, sin embargo a veces el tratamiento puede hacer que otro cáncer se desarrolle en su cuerpo. En caso que esto ocurra, sería años después de su tratamiento del cáncer de seno.

¿Hay ayuda para cualquier dolor que pudiera tener?

Sí. Los médicos pueden ayudarle a que se sienta mejor si siente dolor.

Hable con su médico sobre cualquier dolor que sienta. El dolor puede ser un signo de que algo anda mal en su cuerpo. Informe a su médico cuándo comenzó el dolor, cuánto dura y si algo hace que éste mejore o empeore. Asimismo, dígale al médico qué tan intenso es su dolor en una escala de 1 a 10, siendo 1 la intensidad más baja de dolor y 10 el dolor más intenso. Y siga estos pasos:

- **Tome su medicamento contra el dolor (analgésico) cuando el médico se lo indica.** No espere a que el dolor sea realmente fuerte para tomar su medicamento. Es más fácil detener el dolor antes de que empiece o mantener el dolor bajo control que deshacerse de un dolor fuerte una vez que empieza.

- **Informe a su médico de cualquier efecto secundario del medicamento.** Los medicamentos contra el dolor (analgésicos) pueden hacer que tenga náuseas o se sienta constipada, sin embargo, otros medicamentos o laxantes pueden ayudar con estos problemas.

- No deje de tomar sus medicamentos contra el dolor de repente. Pregunte a su médico antes de dejar de tomarlos. Él o ella puede hacer que reduzca la dosis. Es decir, que tome un poco menos cada día hasta que deje de tomarlo.

Existen muchos tipos de medicamentos contra el dolor (analgésicos). Si un analgésico no funciona para usted, hable con su médico sobre probar otro. Debe tener suficiente alivio del dolor para poder hacer las cosas que son importantes para usted.

¿Puedo sobrellevar efectos secundarios como el dolor sin medicamentos?

Existen muchas maneras en las que se puede sentir mejor sin tomar medicamentos.[14]

Los métodos que se detallan a continuación pueden ayudarle a lidiar con los efectos secundarios o simplemente a sentirse mejor. Puede obtener información sobre estos métodos y otras maneras de ayudar a su mente y cuerpo en algunos hospitales y centros de salud. El personal allí puede entrenarle en estas técnicas o ayudarle a encontrar profesionales que lo hagan. O bien, tal vez pueda encontrar clases en gimnasios y centros comunitarios.

- **La acupunctura** puede ayudar con las náuseas de la quimioterapia,[19] pero hable con su médico antes de empezar.[20] Un acupunturista profesional inserta agujas muy delgadas en puntos específicos en la piel.

- **La aromaterapia** puedeayudar con el estado de ánimo, la ansiedad y el estrés. Los aceites esenciales (sustancias aromáticas de plantas) se inhalan o se usan en masajes para el cuerpo.

- **La hipnosis** puede ayudar con el dolor, el temor, la ansiedad y los sofocos.[21] La hipnosis es una manera de poner a las personas en un estado de relajación, pero con un enfoque en un determinado problema o efecto secundario.

- **La visualización** puede ayudar con las náuseas y los vómitos de la quimioterapia, alivia el estrés y ayuda con el aumento de peso, la depresión y el dolor. Esta consiste en hacer ejercicios mentales, como pensar en una meta e imaginarse alcanzándola.

- **Los masajes** pueden ayudar a reducir el estrés y la ansiedad. También pueden ayudar con el cansancio y el dolor. Estos consisten en masajear y amasar los músculos, lo cual le ayuda a relajarse.[22]

- **La meditación** puedeayudar con el dolor, la ansiedad y la hipertensión. Es un modo de concentración que relaja su cuerpo y calma su mente. Puede crear una sensación de bienestar.

- **La relajación** puede aliviar el dolor, ayudarle a dormir, darle más energía, hacer que sienta menos cansancio, reducir su ansiedad y hacer que otros métodos para aliviar el dolor funcionen mejor. Existen distintos métodos de relajación, como pensar en un lugar tranquilo y apacible o respirar lentamente y concentrarse en su respiración.

- **La espiritualidad** puede ayudar reduciendo su estrés y ansiedad y ayudarle a que tenga una actitud mental más positiva. Es tener conciencia de que hay algo más grande que uno mismo y por lo general consiste en religión y oración.

- **El tai chi** puede ayudar a reducir su estrés, ritmo cardíaco y niveles de presión sanguínea. El tai chi se conforma de ejercicios que consisten en movimiento, meditación y respiración. Esto puede ayudar con la postura, el equilibrio, la flexibilidad y la fuerza.

- **El yoga** puede ayudar a aliviar algunos síntomas del cáncer. El yoga es un tipo de ejercicio que consta de diferentes posturas y respiración. Esta puede ayudarle a relajarse y a mantenerse en buen estado físico.

Recuerde, no hay una manera "correcta" de tratar su dolor. Está bien probar con medicamentos junto con algunos de los métodos que se mencionan anteriormente para el alivio del dolor y de otros efectos secundarios. Usted necesita descubrir qué es lo que funciona para usted.

¿Podré tener hijos después del tratamiento?

Esto depende del tipo de tratamiento de cáncer que usted recibe.

Si usted piensa que tal vez quiera tener hijos en el futuro, hable con su médico al respecto antes de empezar su tratamiento. Algunos medicamentos de quimioterapia pueden hacer que no pueda tener hijos por algún tiempo o de por vida. Otros medicamentos, como la terapia hormonal, podrían no ser seguros si queda embarazada.

Cualquier problema que tenga para quedar embarazada después del tratamiento dependerá principalmente de estos factores:

- Su edad durante el tratamiento
- Cuánta quimioterapia recibe y por cuánto tiempo
- Qué medicamentos de quimioterapia toma

Pregunte si hay algo que usted pueda hacer antes de empezar el tratamiento que podría contribuir a sus posibilidades de tener hijos después que termine el tratamiento.

Preguntas

para hacerle al médico sobre los efectos secundarios

1. ¿Cuáles son los posibles efectos secundarios de este tratamiento?

2. ¿Cuánto tiempo podrían durar los efectos secundarios?

3. ¿Me sentiré cansada o enferma durante el tratamiento?

4. ¿Cambiará alguno de los efectos secundarios la forma como luzco, ya sea en un corto plazo o de manera definitiva?

5. ¿Podría otro tratamiento combatir mi cáncer pero afectar mi vida de otra manera?

continuación en la próxima página

continuación de la página anterior

6. ¿Qué efectos secundarios debo esperar de inmediato?

7. ¿Qué efectos secundarios debo esperar más adelante?

8. ¿Debido a qué efectos secundarios debo llamarlo de inmediato?

9. ¿Puede hacerse algo para detener, o disminuir los efectos secundarios antes de que se presenten?

10. ¿Cómo debo cuidar mi piel, seno o cuerpo durante el tratamiento?

11. ¿Hay algún servicio o programa que pueda ayudarme con los efectos secundarios?

¿Qué debo saber sobre cómo pagar el tratamiento?

¿Cómo puedo obtener ayuda para pagar mi tratamiento?

Tal vez pueda obtener ayuda para pagar su atención médica.[23]

La Ley de Atención Médica Accesible tiene un periodo de inscripción abierto cada año. Durante este tiempo, las personas que tienen seguro médico a través de sus empleos y que actualmente no están recibiendo beneficios de Medicare pueden comprar un plan de salud en el mercado (de seguros médicos) de su estado. La ley de cuidado de salud garantiza que todos los planes de salud que se venden en el mercado de seguros médicos cubran beneficios esenciales como exámenes de detección del cáncer, tratamiento y cuidado de seguimiento.

El Servicio de Asistencia del Seguro Médico (HIAS) de la Sociedad Americana Contra El Cáncer educa a pacientes con cáncer, sobrevivientes de cáncer, personas con síntomas de cáncer y a quienes llaman en su nombre sobre las opciones de seguro médico disponible durante la inscripción abierta de la Ley de Atención Médica Accesible. Los pacientes y sus representantes deben llamar al **800-227-2345** y solicitar hablar con alguien del HIAS para hacer preguntas sobre los planes de seguro médico que se ajustan a sus necesidades.

La Sociedad Americana Contra El Cáncer puede proporcionar otra información sobre planes de seguro médico privado, programas del gobierno como Medicare y otras fuentes de ayuda económica. Vea la guía de recursos en las páginas 177 a 186.

¿Qué paga Medicare y Medicaid?

Los programas del gobierno probablemente paguen parte de su atención médica pero no su totalidad.

Primero debe calificar para Medicare o Medicaid antes de que ellos paguen parte de su atención médica. Es posible que usted pueda calificar para Medicare si tiene 65 años de edad o más o si recibe beneficios del Seguro Social por discapacidad. Es posible que usted pueda calificar para Medicaid si gana menos de determinada cantidad de dinero o si presenta alguna discapacidad.

Puede resultar confuso imaginarse qué gastos médicos son cubiertos por estos programas. Llame a Medicare al **800-633-4227** o visite su sitio web en **medicare.gov** para averiguar qué tratamientos de cáncer y medicamentos están cubiertos. También puede preguntarle a un trabajador social o administrador de casos en su hospital sobre Medicare, o llame a la Sociedad Americana Contra El Cáncer al **800-227-2345** en caso de tener preguntas.

¿Existen otros grupos que me pueden ayudar a pagar mi tratamiento y otros gastos?

Existen grupos privados que pueden ayudarle a pagar su tratamiento y otros costos de vida.

Hable con el trabajador social en su hospital. También consulte la guía de recursos en las páginas 177 a 186, o llame a la Sociedad Americana Contra El Cáncer al **800-227-2345** para obtener información sobre cómo obtener ayuda de estas organizaciones:

- **Grupos de la comunidad** comoel Ejército de Salvación, Servicios Sociales Católicos, United Way, Servicios Sociales Judíos y otros.

- **Grupos Nacionales** tal como CancerCare que ofrecen ayuda e información sobre el pago de gastos y otra ayuda práctica

¿Qué ocurre si no puedo pagar mis facturas?[24]

Explique lo que está sucediendo. Pida más tiempo u otra ayuda.

A muchas personas se les dificulta pagar las facturas en un momento u otro. No es algo de qué avergonzarse. La mayoría de los hospitales y otras compañías escucharán su historia y tratarán de ayudar. Pruebe siguiendo los pasos a continuación:

- Pida pagar la factura más adelante o en varios pagos en vez de uno.

- Explique el problema al personal de facturación del hospital. Pregunte sobre las opciones de pago.

- Hable con un trabajador social en el hospital sobre la manera en que puede obtener ayuda por algún tiempo con los problemas de dinero.

- Piense en permitir que familiares y amigos le ayuden con dinero por algún tiempo. Si ellos saben por lo que usted está pasando, es posible que quieran ayudar. Puede resultar difícil aceptar este tipo de ayuda. Pero al ayudarle, sus familiares y amigos pueden sentir que están apoyándola para sobrellevar su tratamiento contra el cáncer.

¿Qué es un seguro médico privado? ¿Qué gastos paga este seguro?

El seguro médico privado es el seguro que usted tiene a través del trabajo o el que usted paga por su cuenta. Estos planes puede que cubran muchos gastos del tratamiento.

La atención médica, los medicamentos y suministros que el seguro médico paga se llaman beneficios. Si usted tiene seguro médico, revise los términos de su póliza y tome nota de los gastos que están cubiertos y los que no están cubiertos. Puede que el seguro no pague los medicamentos con receta, asesoramiento o el servicio de atención a domicilio. Algunos planes de seguros tienen programas que incluyen enfermeras o administradores de casos para ayudarle a administrar su cuidado. Revise su póliza para ver si usted tiene este tipo de beneficio. Pregunte si puede recibir más beneficios a través de la cláusula de ayuda por enfermedad catastrófica.

¿Qué ocurre si mi reclamación al seguro es rechazada?

Pida ayuda. La compañía de seguros puede aún cubrir su reclamación.

Las facturas que usted o su médico envían a la compañía de seguros se llaman reclamaciones. Haga un seguimiento de sus facturas y de las reclamaciones enviadas a su compañía de seguro médico en cuanto las reciba. Los hospitales, las clínicas y los consultorios médicos por lo general tienen a alguien que puede ayudarle a completar los formularios de reclamaciones.

A menudo una compañía de seguros no va a pagar alguna de sus facturas. Si esto ocurre, pida ayuda al consultorio de su médico o al departamento de reclamaciones del hospital. Tal vez ellos puedan revisar el formulario de reclamación y encontrar el problema. Asimismo, llame a su compañía de seguros y averigüe cómo apelar una reclamación que ha sido rechazada. Esto significa que usted presenta la reclamación nuevamente y pide a la compañía que la pague.

Guarde copias de la documentación importante: reclamaciones, cartas de necesidad médica, facturas, explicación de beneficios, recibos, solicitudes de licencia laboral por enfermedad y cualquier carta de la compañía de seguros. Estos registros le ayudarán a obtener el pago de sus facturas médicas.

? Preguntas
para hacer al departamento de facturación del hospital o a la compañía de seguros

1. ¿Cuánto costará mi tratamiento del cáncer?

2. ¿Recibiré facturas separadas del hospital, del cirujano y de otros médicos?

3. ¿Está cubierto este tratamiento por la mayoría de los planes del seguro?

4. ¿Cuánto de los costos cubrirá mi seguro?

5. Si no tengo seguro o si el tratamiento no está cubierto por mi seguro, ¿existe alguna manera en que pueda obtener ayuda para pagarlo?

¿Qué es un sobreviviente de cáncer de seno?

Muchas mujeres eligen pensar en sí mismas como sobrevivientes de cáncer de seno. Sobreviviente es una palabra que algunas personas usan para referirse a cualquier persona que ha recibido un diagnóstico de cáncer. Por consiguiente se podría llamar sobreviviente de cáncer de seno a alguien que vive con cáncer de seno. Otras personas usan la palabra sobreviviente para referirse a alguien que ha finalizado el tratamiento o que ha vivido varios años después de un diagnóstico de cáncer.

No todos piensan en sí mismos como sobrevivientes de cáncer. Algunas personas prefieren no llamarse sobrevivientes. Esto es una elección personal.

¿Cómo afectarán el cáncer y el tratamiento a mí y a mis seres queridos?

¿Alguien se siente cómo me siento yo?

Sí, es posible que otras personas se sientan como usted.

Algunas mujeres se sienten confundidas y alteradas por tener cáncer de seno.[25] Es normal estar preocupada, triste o enojada.

Aquí se detalla cómo se sienten algunas mujeres con cáncer de seno:

- "Siento como si fuera a ser una carga para mi familia si empleo tiempo para ir a los médicos, si no me estoy sintiendo bien o si tengo que pagar el tratamiento".

- "Más que preocuparme por mí misma, me preocupa mi familia y lo alterados que van a estar".

- "Me preocupa cómo hablar con mis hijos sobre mi cáncer de seno".

- "Me preocupa que mi pareja me deje o que parejas futuras piensen que no soy bonita porque tengo cáncer o porque me han extirpado un seno".

- "Tengo miedo de lo que va a pasar en mi vida y de lo que va a pasar en mi cuerpo".

Usted podría tener alguna de estas preocupaciones. No sea dura con usted misma. Es difícil adaptarse a tener cáncer y recibir tratamiento. Esto afecta demasiados aspectos de su vida. A veces es inevitable que se preocupe. Algunos días se sentirá mejor que otros.

Si se siente realmente triste y se encuentra pensando en la muerte o en hacerse daño, es posible que presente signos de depresión clínica. Esto es muy grave. Informe de inmediato a su médico si tiene algunos pensamientos o sentimientos como este.

¿Cómo puedo sentirme más al control de mi vida?

Piense en maneras en que puede lidiar con sus temores o desafíos.

Podría ser útil pensar bien en lo que le preocupa, luego pensar en maneras en las que pueda tratar con cada uno de esos temores o desafíos. Por ejemplo, si le preocupa cómo se vería sin su seno, hable con mujeres que se han sometido a mastectomías. Pregúnteles sobre sus experiencias. Averigüe qué hicieron para salir adelante.

Puede que le preocupe que el cáncer regrese. Este es un temor común entre las sobrevivientes de cáncer de seno.[26] Dichos temores pueden volverse más fuertes una vez que el tratamiento termina, cuando ya no está viendo a su equipo de atención médica para recibir tratamiento en sesiones programadas y no está sintiendo su apoyo. Si aún tiene sentimientos de incertidumbre respecto de su salud y del futuro, esto puede impactar su calidad de vida.[27] Hable con su médico sobre cómo encontrar ayuda para la ansiedad, ya sea que se una a un grupo de apoyo, vea a un consejero o empiece actividades nuevas para mantenerse saludable y mantener la mente concentrada en otras cosas que no sean su salud (refiérase a otras sugerencias en las páginas siguientes).

Sus preocupaciones pueden estar relacionadas con las tareas cotidianas, lo cual puede parecer menos importante. Tal vez le preocupe que pasar la aspiradora lastime su brazo y el hecho de que no podrá hacerlo. Podría pedir a una amiga que le ayude con los quehaceres, o podría intercambiar por quehaceres menos activos con una amiga o vecina. Cualquier preocupación que tenga es totalmente correcta; cada mujer es diferente, y ninguna preocupación es absurda.

Piense en las cosas que le preocupan; independientemente de lo que sea, y anótelas. Luego anote la mayor cantidad de ideas posible que puedan ayudarle a sentirse más al control. Piense en quién puede ayudarla.

Empiece por sus preocupaciones más grandes:

1. Tengo miedo o me preocupa que. . .
   ¿Cuáles son todas las maneras posibles en las que puedo pensar para mejorar esta situación?

2. Tengo miedo o me preocupa que. . .
   ¿Cuáles son todas las maneras posibles en las que puedo pensar para mejorar esta situación?

3. Tengo miedo o me preocupa que. . .
   ¿Cuáles son todas las maneras posibles en las que puedo pensar para mejorar esta situación?

Llevar un diario puede ayudar

Piense en llevar un diario. Esta es una manera útil de sacar afuera sentimientos como el enojo, la confusión, el temor o la culpa.

Anote lo que sucede en su vida. Describa cómo se siente tener cáncer. Escriba sobre cómo otras personas reaccionan a la noticia de que usted tiene cáncer. Escriba sobre lo que sucede cuando ve al médico o cómo se siente con sus opciones de tratamiento. También puede usar su diario para registrar y dar seguimiento a pruebas médicas y procedimientos para que sepa qué debe esperar si los hace nuevamente.

Escribir acerca de sus sentimientos puede ayudarle a sobrellevar el cáncer y a sentirse mejor. Puede que quiera empezar a escribir en su diario finalizando estas oraciones.

1. Cuando me enteré por primera vez que tenía cáncer, me sentí . . .

2. Ojalá yo . . .

3. Puedo lograr esto si hago que . . .

4. Una de las cosas que más me preocupan es . . .

5. Lo que me haría sentir mejor es . . .

6. Cuando le cuento a otras personas de mi cáncer . . .

7. Me siento más cercana a otras personas cuando . . .

8. Me enojo cuando . . .

9. Cuando me pongo furiosa yo . . .

10. Cuando ya no puedo más yo . . .

11. Me gustaría tratar las cosas . . .

12. No puedo superar esto sin . . .

13. Los mejores momentos que tengo son . . .

14. Lo que más me gusta de mí misma es . . .

¿Cómo puedo encontrar ayuda y apoyo?

Existen muchos lugares que pueden ayudarla.

Ir a un grupo de apoyo con otra mujer que tenga cáncer de seno puede ser una manera de:

- hablar sobre sus sentimientos, sus temores y los cambios en su vida;
- escuchar lo que les ha sucedido a otras mujeres y aprender de ellas;
- pasar tiempo con mujeres que saben por lo que usted está pasando;
- ayudar a otras mujeres y permitirles que la ayuden; y
- enterarse sobre otros tipos de ayuda en su región.

Hable con su médico o llame a la Sociedad Americana Contra El Cáncer al **800-227-2345** para averiguar sobre grupos de apoyo en su región.

También puede consultar las páginas 177 a 186 en la guía de recursos para obtener información sobre grupos de apoyo.

Le conté a mi familia que tengo cáncer de seno. ¿Por qué están actuando de manera extraña?

Es posible que los familiares actúen de manera extraña porque están asustados.

Puede que los familiares no sepan cómo actuar. Sus temores probablemente se relacionen con:

- les preocupa perderla;
- lo que les sucederá si algo le ocurre a usted;
- no saber cómo ayudarla;
- les preocupa no ser lo suficientemente fuertes cuando usted los necesite; y
- les preocupa el cáncer mismo.

Tal vez usted pueda ayudar a su familia abriéndose con ellos. Hable sobre lo que usted piensa que sucederá, cómo se siente y cómo el tratamiento puede afectarla. Si lo desea, dígales que pueden hacerle preguntas y hablar con usted sobre su cáncer. Esto puede hacer que todos ustedes se sientan más cómodos. Si necesita ayuda para hablar con sus hijos sobre su cáncer, llame a la Sociedad Americana Contra El Cáncer al **800-227-2345**.[28]

¿Cómo afectará el cáncer a mis amistades?

Los amigos reaccionarán a sus noticias de diferentes maneras.

Algunos amigos ofrecerán ayuda de inmediato o tratarán de hacer que se sienta mejor. Otros puede que se mantengan lejos porque no saben qué decir o qué hacer. Probablemente tengan miedo de lo que pueda sucederle. O puede que les preocupe decir algo incorrecto. Algunos incluso pueden pensar que pueden contagiarse con el cáncer (esto no puede suceder. Las personas no se contagian con el cáncer de otras personas). A algunos amigos les puede molestar si usted no se siente lo suficientemente bien como para pasar tiempo con ellos o ir a las reuniones.

Es natural que los amigos quieran que las cosas sean cómo solían serlo, antes de que usted tuviera cáncer. Lea la próxima sección para informarse sobre cómo hablar con sus amigos acerca de su cáncer.

¿Cómo puedo hablar con familiares y amigos sobre el cáncer?

Trate de ser sincera y deje que sepan lo que está sucediendo.[29]

Si le parece bien, cuente a amigos y familiares estas realidades:

- Que usted tiene cáncer de seno (puede que se sientan dolidos si se enteran de la noticia por otra persona)
- Que usted espera usar su fortaleza y muchos recursos para superar el tratamiento
- Que usted no puede contagiarles el cáncer

Permítales hacer preguntas y cuénteles lo que ha aprendido sobre el cáncer de seno. Si alguien dice algo que hiere sus sentimientos, hágaselo saber. Pero trate de entender si las personas actúan de manera divertida o distante. Al igual que usted, ellos están pensando qué decir y cómo se sienten.

Si no se siente cómoda hablando de cosas personales, está bien no abrir sus sentimientos o evitar el tema de su cáncer. Este es un lugar en donde usted tiene el control.

¿Cómo afectará el tratamiento del cáncer mi vida en casa?

Es probable que no pueda hacer todo lo que solía hacer.

Quizás, su vida cotidiana necesite cambiar debido a su tratamiento del cáncer. Puede que se sienta cansada o enferma y que simplemente no tenga mucha energía. Eso significa que necesitará hacer menos cosas en el hogar y será necesario que otros hagan más. Hable con sus familiares y amigos sobre cómo pueden ayudar.

Deles algo específico para hacer. Pídales que recojan a los niños de la escuela, laven los platos, traigan comida o vayan a la farmacia. Hágales saber que le gustaría hablar de otras cosas que no sean el cáncer por algún tiempo. O simplemente pídales que se sienten y se relajen con usted. Las personas pueden ayudar más cuando saben lo que realmente hace que usted se sienta mejor.

¿Puede alguien ayudarme con los desafíos día tras día?

Es posible que programas especiales y personal capacitado puedan ayudar.

Algunos hospitales cuentan con personal capacitado para ayudarle a encontrar los programas que usted puede necesitar. Sus médicos, enfermeras o trabajadores sociales probablemente puedan ayudarle con los siguientes aspectos:

- ir hacia y desde su tratamiento;

- encontrar servicios de guardería;

- obtener ayuda para pagar las cuentas y resolver problemas del seguro; y

- encontrar otros recursos en su comunidad que puedan brindar el apoyo que usted necesita.

La Sociedad Americana Contra El Cáncer puede ayudarle a encontrar recursos en su comunidad. Nuestro personal está capacitado para escucharle, enterarse de sus necesidades y crear un plan de acción justo para usted. Llame a la Sociedad Americana Contra El Cáncer al **800-227-2345** para más información.

? Preguntas

para hacerles al médico, la enfermera o al trabajador social sobre la vida durante el tratamiento

1. ¿Cómo afectará el tratamiento a mi vida cotidiana?

2. ¿Necesitaré alguien que me lleve hacia y desde el sitio de tratamiento?

3. ¿Qué cambios debo esperar en mi hogar durante el tratamiento? Por ejemplo, ¿necesitaré ayuda con los quehaceres, tendré que reducir mis pasatiempos o hacer otros cambios en mi vida cotidiana?

4. ¿Cómo debo cuidar mi seno, mi piel, o la cicatriz de la cirugía?

5. ¿Qué otra cosa debo saber sobre cómo cuidarme durante el tratamiento?

6. ¿Tendré energía durante el tratamiento?

7. ¿Podré hacer ejercicio?

8. ¿Podré viajar fuera de la ciudad durante el tratamiento?

¿Cómo afectarán el cáncer y el tratamiento a mi trabajo?

¿Es mejor trabajar durante el tratamiento o tomarse días libres?

Si tiene la opción y se siente lo suficientemente bien, puede elegir continuar trabajando.[24,30]

Hable con su médico sobre cómo su tratamiento del cáncer podría afectar su trabajo. Pregunte si debe tomarse días libres del trabajo y cuánto tiempo podría necesitar.

Muchas mujeres quieren sentirse lo más normal posible durante el tratamiento. Ellas eligen volver al trabajo tan pronto pueden hacerlo. Algunas mujeres que se sometieron a una tumorectomía (cirugía con conservación del seno) por cáncer en etapa temprana no tienen efectos secundarios que les impiden regresar al trabajo. A menudo vuelven al trabajo pocos días después de la cirugía y trabajan durante la radioterapia. Otras mujeres toman días libres del trabajo para dejar descansar el cuerpo y la mente. No todas se sienten listas para trabajar durante el tratamiento o al poco tiempo tras la cirugía. Solo usted y su médico pueden decidir para lo que está preparada.

Recuerde, no existe una elección correcta o incorrecta sobre si trabajar o no durante su tratamiento. Cualquiera sea la decisión que tome está bien.

¿Debo decirle a la gente en mi trabajo que tengo cáncer?

Es posible que quiera contarles a sus compañeros de trabajo si se estará tomando días libres del trabajo.

Depende de usted qué tanto contarles a sus compañeros de trabajo sobre su cáncer de seno. Es posible que ellos sean solidarios y comprensivos, o puede que se sientan incómodos y no sepan qué decir o hacer.

Si cree que contarle a la gente en el trabajo será un problema, hable primero con un trabajador social en el hospital. Probablemente él o ella pueda ayudarle a decidir cuánta información debe compartir.

¿Podría perder mi trabajo si tengo que tomarme días libres?

Si necesita tomarse días libres, existen maneras de proteger su empleo.

Puede que opte por no contarle a su empleador que usted tiene cáncer. Los empleadores no tienen derecho legal a pedir información sobre su diagnóstico o condición. Si usted espera estar fuera de la oficina para recibir tratamiento, se requerirá que obtenga un certificado médico, que indique que estará bajo cuidado médico por una determinada cantidad de tiempo. El certificado puede incluir las limitaciones o restricciones relacionadas con el empleo, así como también un reconocimiento de que usted necesitará tomar una licencia médica.

Si decide que puede continuar trabajando, piense en contarle a su empleador el por qué va a necesitar tomarse días libres para recibir tratamientos. Hable con su jefe sobre cuánto tiempo espera tomarse fuera del trabajo.

Es buena idea llevar un seguimiento de todos los comunicados con su jefe o con las personas en la oficina de beneficios. Si considera que la han tratado injustamente en el trabajo, llame a la Comisión de Igualdad de Oportunidades en el Empleo de los EE. UU. (*U.S. Equal Employment Opportunity Commission*) al **800-669-4000**.

Existen leyes federales que pueden proteger sus derechos y su empleo mientras está en tratamiento.

- **La Ley de Estadounidenses con Discapacidades (ADA)** establece que es ilegal que un empleador la sancione (castigue) por tener una discapacidad como el cáncer. La Ley ADA también puede brindarle protección si está buscando un nuevo empleo. Para informarse más al respecto, llame al **800-514-0301** o visite el sitio web de ADA en **ada.gov**.

- **La Ley de Licencia Familiar y Médica (FMLA)** afirma que los empleadores con 50 o más trabajadores tienen que darle a los trabajadores hasta 3 meses de días libres no remunerados para cuidar de sí mismos o de un familiar. Para calificar, usted debe haber trabajado al menos 1 año y debe haber trabajado al menos 1,250 horas durante ese tiempo. Para más información, llame a la División de Salarios y Horas del Departamento de Trabajo de los EE. UU. al **866-4-USWAGE (866-487-9243)** o visite su sitio web en **dol.gov/whd**.

¿Cómo puedo prepararme para tomar días libres del trabajo?

Un poco de planificación le ayudará tanto a usted como a sus compañeros de trabajo.

Antes de tomarse días libres, considere conversar sobre estas opciones con su jefe:

- Trabajar en un horario diferente, trabajar a tiempo parcial o trabajar desde el hogar.

- Compartir trabajo con otras personas.

- Pasar trabajo a otros.

- Preparar listas detalladas de sus proyectos y lo que es necesario que se haga.

- Informar a las personas el estado de sus proyectos.

Cualquiera de estas opciones puede hacer que le resulte fácil tomarse días libres del trabajo, así como también hace que resulte más fácil para su jefe y compañeros de trabajo.

¿Puedo conseguir ayuda con el dinero si no puedo trabajar?

Es posible que tenga algunas opciones para recibir ayuda.

Por lo general los trabajadores sociales en su hospital o en organizaciones como la Sociedad Americana Contra El Cáncer le informan sobre programas del gobierno u otros programas que podrían ayudar. Quienes ven por los intereses de los pacientes o los asesores de ayuda financiera en el hospital también pueden brindarle opciones. Puede que usted no piense en usted misma como discapacitada, pero los programas que se detallan a continuación también ayudan a personas que están siendo tratadas por cáncer:

- **Seguro de discapacidad a largo plazo:** Si usted no puede trabajar, averigüe si tiene una póliza de seguro de discapacidad a largo plazo a través de su empleo. Este tipo de seguro puede proporcionar de 60 a 70 por ciento de su ingreso.

- **Ingreso del Seguro Social por Discapacidad (SSDI):** Si usted ha estado trabajando durante muchos años, el SSDI puede ayudarle. Contacte a la Administración del Seguro Social al **800-772-1213** o en **ssa.gov** para averiguar cómo presentar una solicitud. Si rechazan su solicitud la primera vez, puede volver a presentarla nuevamente. Ningún beneficio comenzará hasta que haya estado bajo discapacidad por 6 meses.

- **Ingreso Complementario de Seguridad (SSI):** Si no ha trabajado mucho o si no ha obtenido suficientes ingresos, el SSI puede ayudarle. Usted debe tener alguna discapacidad, tener más de 65 años de edad y o ser ciega o tener discapacidad visual. Pregunte al trabajador social en el hospital o en su oficina local de Administración del Seguro Social cómo presentar una solicitud.

? Preguntas

para hacerle al trabajador social o al médico sobre el trabajo

1. ¿Necesitaré tomar días libres del trabajo?

2. Si necesito quedarme en casa después del tratamiento, ¿cuánto tiempo estaré fuera de mi empleo?

3. Si vuelvo a trabajar, ¿necesitaré un horario laboral diferente?

4. ¿Me resultará difícil hacer alguna parte de mi trabajo después del tratamiento?

5. ¿Cómo sabré si me estoy exigiendo demasiado en mi empleo?

6. ¿Necesito darle a mi empleador formularios especiales antes de tomarme días libres fuera del trabajo?

Recuperación del tratamiento

¿Qué sucede si me extirparon un seno?

¿Me acostumbraré algún día a los cambios en mi cuerpo?

Lleva tiempo, pero la mayoría de las mujeres se adaptan a estos cambios.

El cáncer y el tratamiento pueden cambiar cómo se siente respecto de su cuerpo y de usted misma. Esto es normal. Usted ha pasado por una enfermedad grave y su cuerpo ahora es diferente. Después de un tiempo, la mayoría de las mujeres se acostumbran a sus nuevos cuerpos. Se dan cuenta que las mujeres son hermosas y femeninas ya sea que tengan dos senos, un seno o ninguno. Sin embargo, esto lleva tiempo.

La mayoría de las mujeres pueden aceptar estos cambios en 1 a 2 años de tratamiento. A algunas mujeres les lleva más tiempo. Cada mujer es diferente.

Dese tiempo, y trate de seguir los siguientes pasos:

• **Sea paciente.** Si le cuesta mirar o tocar sus cicatrices de inmediato, no se preocupe. Puede que necesite intentarlo muchas veces para sentirse bien con el cambio.

• **Trate de sentirse bien respecto de todo su cuerpo.** Solo porque una parte de su cuerpo haya cambiado eso no significa que usted sea desagradable o menos mujer.

• **No sea dura con usted misma.** No tiene que sentirse contenta con los cambios. No sienta que tiene que fingirlo.

• **Únase a un grupo de apoyo.** Pregunte a su médico o trabajador social en el hospital sobre grupos de apoyo para mujeres que se sometieron a mastectomías. Hablar con otras mujeres que han pasado lo mismo puede ser realmente útil y reconfortante.

¿Cuáles son mis opciones después de una mastectomía?

Probablemente usted tendrá algunas opciones después de una mastectomía:

- No hacer nada para recrear su(s) seno(s).
- Usar una prótesis o "molde del seno," el cual tiene la forma de un seno o de parte de un seno. Puede usarlo en su sostén para rellenarlo después de una cirugía del seno.
- Hacerse a una reconstrucción del seno, la cual es una cirugía que puede reconstruir la forma del seno de una mujer, incluyendo el pezón y la areola, la zona oscura alrededor del pezón.

Algunas mujeres están bien teniendo un seno o ningún seno y no hacen nada al respecto. Otras mujeres se sienten mejor usando prótesis para rellenar sus sostenes, logrando lucir como si tuvieran los dos senos cuando usan ropa. Aún así, otras mujeres se someten a una reconstrucción del seno, ya sea de inmediato o después de algún tiempo. La elección es suya.

Es posible que no quiera someterme a una cirugía para crear un seno nuevo. Sin cirugía, ¿cómo puedo lucir como si tuviera los dos senos completos?

Una opción es usar una prótesis de senos.

Un molde o prótesis de seno o prótesis mamaria, es por lo general lo suficientemente pesada como para igualar el peso del otro seno. Mantiene el sostén en su lugar, ayuda a que la ropa quede mejor y equilibra el peso de su otro seno para que no tenga dolor de espalda. Las prótesis de senos le dan una apariencia natural. Algunas incluso se pueden usar mientras está nadando o haciendo ejercicio. Estas pueden ser de silicona, látex o gomaespuma.

Si usted se hizo una mastectomía doble, puede elegir prótesis de senos que mantengan un tamaño similar.

Si se sometió a una tumorectomía (cirugía con conservación del seno) o tiene senos pequeños, puede que solo quiera un aumentador de senos. Estos vienen en diferentes tamaños y formas y por lo general pesan poco. Puede poner uno en su sostén para hacer que el seno en el que se hizo cirugía tenga el mismo tamaño de su otro seno.

¿Qué debo saber sobre una prótesis de seno?

Usted necesita saber cómo encontrar una prótesis de senos y cómo pagarla.[31]

- **Averigüe los precios.** Las prótesis de seno pueden ser costosas. La cobertura del seguro para las prótesis de seno puede variar. Consulte con su compañía de seguros para ver qué es lo que está cubierto y cómo presentar reclamaciones. Cuando compre sostenes o prótesis de senos, marque "quirúrgico" en sus facturas y en cualquier cheque que escriba. Medicare y Medicaid pagarán algunos de estos gastos, si usted califica.[31]

- **Pida a su médico una prescripción** para su prótesis y cualquier sostén especial. Esta prescripción puede ayudarle a obtener el pago de su compañía de seguros.

- **Averigüe si necesita un sostén especial.** Notadas las mujeres necesitan un sostén especial con un bolsillo para sostener la prótesis en su lugar. A menudo los bolsillos se pueden agregar a los sostenes que usted ya tiene. Muchas tiendas venden materiales para armar bolsillos o bolsillos pre-cortados. Algunas tiendas incluso cosen los bolsillos en sus sostenes para usted.

- **Haga una cita con una persona entalladora de sostenes en la tienda** antes de ir a la misma.

- **Pruebe diferentes tipos de prótesis de senos** mientras está usando un sostén cómodo. La prótesis más costosa tal vez no sea la más adecuada para usted.

- **Asegúrese que la prótesis iguale a su otro seno** tanto como sea posible de arriba, de abajo y de frente.

El catálogo de "*tlc*" de la Sociedad Americana Contra El Cáncer vende prótesis de senos y otros productos para mujeres con cáncer. Para solicitar un catálogo o para más información sobre prótesis de senos, llame al **800-850-9445.**

¿Qué es una cirugía de reconstrucción del seno?

Es una cirugía para reconstruir su seno.

A continuación se presenta una lista de posibles opciones de reconstrucción de seno. Hable con su médico sobre qué opción podría funcionar mejor para usted.

- **Implantes mamarios:** un implante es un saco lleno solución salina (solución fisiológica) o gel de silicona que los médicos colocan debajo del músculo donde se extirpó tejido mamario. Este rellena la forma de su seno. Este es el tipo más común de reconstrucción del seno. A veces la reconstrucción se hace en etapas durante algunos meses si la piel que se encuentra encima del seno necesita estirarse primero con un expansor de tejido. La reconstrucción también puede retrasarse hasta que se finalice la radioterapia. Tanto los implantes de solución salina como de silicona son seguros.

- **Procedimientos con colgajo:** un médico usa tejido de alguna otra parte de su cuerpo para crear lo que se asemeja a un seno. El tejido puede venir de la parte baja del vientre (abdomen), espalda, cadera o nalgas.

  A continuación se brindan descripciones de diferentes tipos de procedimientos con colgajo.

continuación en la próxima página

continuación de la página anterior

Expansor de tejido

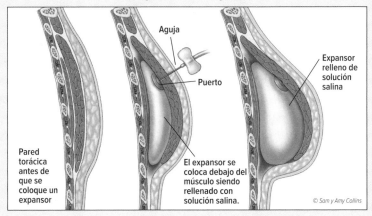

Aguja

Puerto

Expansor relleno de solución salina

Pared torácica antes de que se coloque un expansor

El expansor se coloca debajo del músculo siendo rellenado con solución salina.

© Sam y Amy Collins

El procedimiento con colgajo del músculo recto abdominal transverso (TRAM) usa tejido y músculo de la pared abdominal inferior. La piel, la grasa, los vasos sanguíneos, y el tejido muscular del abdomen se pasan del abdomen al área del pecho. Luego se da forma al colgajo según la forma de un seno. Esto resulta en menos piel y grasa en abdomen, o una "abdominoplastia", aunque también puede causar cierta debilidad muscular en el área.

El procedimiento con colgajo del músculo dorsal ancho (LAT) usa músculo y piel de la parte superior de la espalda. El músculo y la piel se pasan a su pecho y se les da la forma de un seno o, alternativamente, en un "bolsillo" que puede sostener el implante. Este tipo de colgajo a menudo se usa junto con un implante de seno.

El procedimiento con colgajo de perforantes de la arteria epigástrica inferior profunda (DIEP) usagrasa y piel de la misma región que el colgajo FLAP, pero no usa el músculo para armar la forma del seno. Este también resulta en una "abdominoplastia".

El procedimiento con colgajo libre de los glúteos (GAP) usa tejido de las nalgas para crear la forma del seno. Esta podría ser una opción para las mujeres que no pueden o que no quieren usar las áreas abdominales, debido a delgadez, incisiones, colgajo abdominal fallido, u otras razones, pero no se ofrece en muchas áreas del país.

Colgajo del músculo recto abdominal transverso (TRAM)

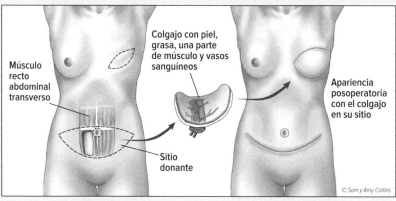

Músculo recto abdominal transverso

Colgajo con piel, grasa, una parte de músculo y vasos sanguíneos

Sitio donante

Apariencia posoperatoria con el colgajo en su sitio

© Sam y Amy Collins

La ilustración describe un colgajo libre, en el que el tejido es cortado por completo de su sitio original y vuelto a unir en el área del pecho.

continuación en la próxima página

continuación de la página anterior

Colgajo del músculo dorsal ancho (LAT)

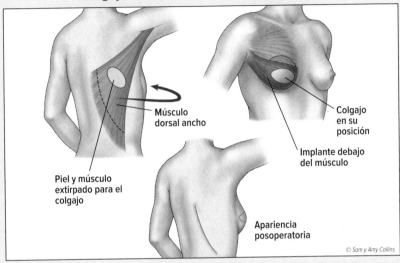

Músculo dorsal ancho

Colgajo en su posición

Implante debajo del músculo

Piel y músculo extirpado para el colgajo

Apariencia posoperatoria

© Sam y Amy Collins

Colgajo de perforantes de la arteria epigástrica inferior profunda (DIEP)

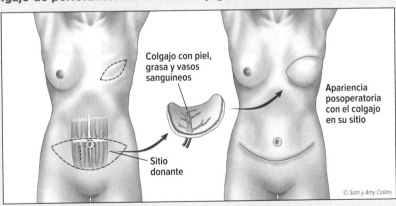

Colgajo con piel, grasa y vasos sanguíneos

Apariencia posoperatoria con el colgajo en su sitio

Sitio donante

© Sam y Amy Collins

Colgajo libre de los glúteos o de perforantes de la arteria glútea (GAP)

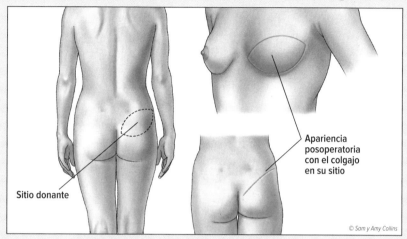

Sitio donante

Apariencia posoperatoria con el colgajo en su sitio

© Sam y Amy Collins

Colgajo de gracilis transverso superior (TUG)

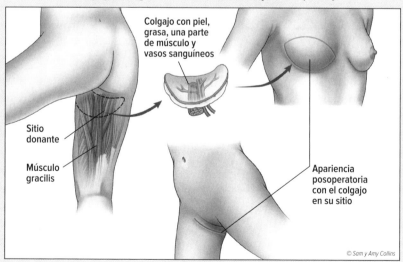

Colgajo con piel, grasa, una parte de músculo y vasos sanguíneos

Sitio donante

Músculo gracilis

Apariencia posoperatoria con el colgajo en su sitio

© Sam y Amy Collins

continuación en la próxima página

continuación de la página anterior

El procedimiento con colgajo de gracilis transverso superior (TUG) usa músculos y tejido adiposo del pliegue inferior de la nalga extendiéndose a la cara interna de los muslos. Este procedimiento está disponible solo en algunos centros.

• **Reconstrucción del pezón:** el tejido que se usa para crear un nuevo pezón y areola a menudo se saca de su cuerpo, por lo general del seno recién creado o, con menor frecuencia, de otra parte del cuerpo. Una vez que la piel se sana, se puede realizar un procedimiento cosmético que involucra el tatuaje para igualar al pezón del otro seno y crear la areola.

¿Puedo someterme a una cirugía de reconstrucción del seno?

La mayoría de las mujeres se hacen cirugía para reconstruir la forma de sus senos.

Usted debería poder hacerse esta cirugía ya sea que sea joven o de edad más avanzada. Si piensa que quiere hacerse una reconstrucción mamaria, hable al respecto con su cirujano antes de someterse a su cirugía de cáncer de seno. Su médico probablemente también querrá hablar con un cirujano plástico. Hablar de ello temprano puede darle más opciones.

Después que haya hablado con sus médicos sobre la reconstrucción del seno, es probable que quiera obtener una segunda opinión de otro cirujano. Usted querrá elegir la opción que funcione mejor para usted y su estilo de vida.

¿Qué debo saber sobre la reconstrucción del seno?

Hable con su médico sobre qué debe esperar y los efectos secundarios que podría tener.

Haga preguntas a su médico sobre la reconstrucción del seno. También puede hablar con una voluntaria de **Recuperación A Su Alcance (*Reach To Recovery*)** de la Sociedad Americana Contra El Cáncer que se haya sometido a una reconstrucción mamaria llamando al **800-227-2345**. Tenga en cuenta los siguientes aspectos:

- **La reconstrucción de senos es costosa.** La Ley de Derechos sobre la Salud y el Cáncer de la Mujer dice que casi todos los planes de salud que pagan las mastectomías también tienen que pagar la reconstrucción mamaria. Sin embargo, aún así usted podría tener que pagar parte de los costos, como un copago. Asimismo, los planes de salud deben pagar las prótesis.

  Para informarse más sobre sus derechos, llame al Departamento de Trabajo de los EE. UU. al **866-444-3272** o visite **dol.gov/ebsa/publications/whcra.html**. O bien llame a su oficina del Comisionado Estatal de Seguros. Puede encontrar el número en línea en la sección del gobierno estatal.

- Los procedimientos con colgajos dejan cicatrices tanto en el sitio donde se sacó tejido como en el seno reconstruido.

- La reconstrucción no creará un seno "perfecto". La meta de la reconstrucción de senos es hacer que el tamaño y la forma de sus senos luzcan iguales para que usted se sienta cómoda al usar la ropa. Usted podrá ver la diferencia entre su seno reconstruido y su otro seno cuando está desnuda.

- Pregunte a su médico sobre su experiencia con distintos tipos de reconstrucción de senos.

- Usted tendrá menos sensibilidad en su seno reconstruido. Los nervios en el pezón y la piel de su seno son afectados por la cirugía.

? Preguntas
para hacerle al médico sobre la reconstrucción del seno

1. ¿Podría hacerme una reconstrucción del seno?

2. ¿Qué tipos de reconstrucción hay disponibles para mí?

3. ¿Cuál es el costo promedio de cada tipo? ¿Cubre el seguro estos procedimientos?

4. ¿Qué tipo de reconstrucción podría ser mejor para mí? ¿Por qué?

5. ¿Cuáles son las ventajas y desventajas de hacerme una reconstrucción de inmediato en comparación con demorarla?

6. ¿Necesitaré más de una operación?

7. ¿Cómo debo esperar que luzca el seno reconstruido?

8. ¿Tendré alguna sensibilidad en mi seno reconstruido?

9. ¿De qué posibles efectos secundarios debo estar informada?

10. ¿Cuánto dolor sentiré?

11. ¿Por cuánto tiempo estaré hospitalizada?

continuación en la próxima página

continuación de la página anterior

12. ¿Necesitaré transfusiones de sangre para el procedimiento? De ser así, ¿puedo donar mi propia sangre?

13. ¿Cuánto tiempo me tomará recuperarme?

14. ¿Cuándo podré hacer cosas como conducir y trabajar?

15. ¿Qué tipos de cambios en mi seno puedo esperar con el paso del tiempo?

16. ¿Qué le sucede a mi seno a medida que envejezco o si aumento o bajo de peso?

17. ¿Existen algunas opciones nuevas de reconstrucción de las que debo saber?

Mi cáncer, ¿se ha ido para siempre?

¿Qué sucede si mi cáncer regresa?

A veces el cáncer de seno regresa. Usted necesita saber que esto no le sucede a muchas mujeres.

En algunas mujeres, unas pocas células cancerosas resisten al tratamiento y se convierten en tumores. El cáncer puede reaparecer (volver) donde se originó al principio o en su otro seno. Este también puede regresar en los ganglios linfáticos cerca del seno, o en otros órganos como los pulmones, el hígado, el cerebro o los huesos. Aquí se enumeran algunas cosas para recordar:

- **Es normal preocuparse por la posibilidad de que su cáncer pueda regresar.**

- **No espere para hablar con su médico** sobre cualquier cosa que esté sucediendo en su cuerpo que le cause inquietud o preocupación.

- **Todos tienen molestias y dolores.** La mayoría de las veces, no son un signo de que el cáncer ha regresado. Llame a su médico si el dolor sigue empeorando o persiste por varias semanas.

- **Hágase revisiones médicas de rutina después del tratamiento.** Probablemente se sentirá mejor con cada visita a su médico. Su médico puede ayudarle a seguir con su vida sin que le preocupe demasiado que el cáncer vaya a regresar.

¿Puedo reducir mis posibilidades de que el cáncer regrese?

Algunos medicamentos pueden reducir sus posibilidades de que el cáncer de seno regrese.[11]

Dependiendo de la etapa de su cáncer y de otros factores, su médico podría recomendarle quimioterapia u otros tratamientos después de la cirugía para ayudar a reducir el riesgo de que su cáncer regrese. El ejercicio y la alimentación (los cuales se abordan en las páginas 148 a 151) también son importantes para ayudarle a mantenerse sana después del tratamiento.

Si su cáncer fue receptor de hormonas positivo (ER positivo o PR positivo), tomar terapia hormonal después de su tratamiento principal puede reducir la posibilidad de que el cáncer regrese. Dado que estos medicamentos tienen efectos secundarios, usted y su médico necesitarán conversar al respecto.

A continuación se presentan algunos medicamentos sobre los cuales hay que hablar con su médico

- **El anastrozol (Arimidex), exemestano (Aromasin), y letrozol (Femara)** son medicamentos nuevos con hormonas que se usan para reducir el riesgo de que el cáncer regrese en mujeres que han pasado por la menopausia. Estos medicamentos también pueden causar efectos secundarios.

- El tamoxifeno (vendido bajo las marcas comerciales Nolvadex, Istubal y Valodex) también se usa para reducir el riesgo de que el cáncer regrese. Muchos estudios muestran que tomar tamoxifeno durante al menos 5 años reduce la posibilidad de una mujer de que el cáncer regrese. Su médico puede informarle sobre los efectos secundarios.[32]

¿Cómo sabré si mi cáncer ha regresado?

Acuda a su médico para hacerse revisiones médicas de rutina y dígale si tiene síntomas nuevos. Esta es la mejor manera de detectar el cáncer que ha regresado.

Si el cáncer regresa, por lo general ocurre unos pocos años después que una mujer se entera por primera vez que tiene cáncer de seno. Es por eso que es tan importante después del tratamiento ver a su médico de manera periódica y programada.[33] Siga los siguientes pasos:

- **Después del tratamiento, revise para ver si hay algún cambio en su cuerpo.** Informea su médico de cualquier cosa nueva o extraña. Y preste atención a sus propios senos. Informe al médico de cualquier bulto, protuberancia u otros cambios que encuentre.

- **Hágase un mamograma cada año.** Hacerse un mamograma es realmente importante para las mujeres después del tratamiento del cáncer de seno. Algunas mujeres necesitan hacerse un mamograma con mayor frecuencia, a modo de seguimiento. Si se ha sometido a determinados tipos de mastectomía, puede que ya no necesite hacerse mamogramas de ese lado de su cuerpo (aunque aún los necesita del otro seno). Consúltelo con su médico.

¿Cuándo debo llamar al médico?

Llame al médico por cualquier cambio que encuentre o por dolor u otros síntomas que tenga. También llame si tiene algunas preguntas.

Hable con su médico sobre los siguientes asuntos:

- Cambios en su cuerpo que considera que podrían ser un signo de que el cáncer ha regresado.
- Cualquier dolor que sienta.
- Cualquier problema que le moleste o que le impida llevar una vida normal. Estos pueden ser fatiga, problemas para dormir, falta de deseo sexual, aumentar o bajar de peso.
- Cualquier medicamento, vitaminas o hierbas que esté tomando y otros tratamientos que esté usando.
- Cualquier sentimiento intenso que tenga, como estar preocupada o deprimida.
- Cualquier cambio en la salud de su familia.

? Preguntas
para hacerle al médico sobre las
revisiones médicas y el regreso
del cáncer

1. ¿Con qué frecuencia debo acudir a hacerme revisiones médicas?

2. ¿Cómo me revisará para ver si tengo cáncer?

3. ¿A qué cambios en mi cuerpo debo estar atenta?

4. ¿Cubrirá el seguro médico mis revisiones?

5. ¿Tengo riesgo alto de que mi cáncer regrese?

6. ¿Hay algo que pueda hacer para reducir las posibilidades de que mi cáncer regrese?

7. ¿Podrían los medicamentos ayudarme a reducir mis posibilidades de que el cáncer regrese?

¿Cómo puedo tener intimidad con alguien después del cáncer y del tratamiento?

¿Cómo afectarán el cáncer y el tratamiento a mi vida sexual?

Puede que le lleve tiempo querer tener sexo nuevamente.

Muchas mujeres encuentran que no quieren tener sexo durante el tiempo en el que están recibiendo tratamiento. Puede que estén pensando demasiado en otras cosas. Algunos tratamientos pueden hacer que usted esté menos interesada en el sexo. Vea cómo se siente. Simplemente sepa que está bien tener sexo si así lo desea.

Es posible que usted y su pareja necesiten tiempo para acostumbrarse a estar juntos nuevamente. Tómense el tiempo que ambos necesitan para sentirse relajados. Existen distintas maneras de estar cerca (en intimidad), como abrazarse. Después del tratamiento, su pareja puede sentir miedo de tener sexo después de todo lo que usted ha sufrido. Puede que necesite expresar de forma precisa cuándo quiere abrazar, besar o tener sexo.

Hable sobre las cosas a las que le tiene miedo o le molestan. Si reconoce que le preocupa tener intimidad o tener sexo, es posible que su pareja pueda darle el apoyo que necesita. Puede ser útil si ambos prueban estas sugerencias:

- Relájense.
- Diviértanse.
- Sean sinceros respecto de cómo se sienten.
- Hablen sobre lo que la otra persona puede hacer para que se sientan mejor.
- Mantengan el sentido del humor.

¿Debo hablar sobre mi cáncer con una persona nueva con la que estoy saliendo?

Espere hasta que se sienta cómoda con la persona. Luego sea sincera.

Es posible que no quiera hablar sobre su cáncer. O bien puede que le preocupe que alguien con quien está saliendo no quiera estar con usted porque usted ha tenido cáncer. Tenga en cuenta lo siguiente:

- Decirle a una pareja nueva a los pocos minutos de la cita probablemente sea demasiado pronto. Pero si usted espera hasta que estén a punto de ir a la cama para decirle a una pareja que le han hecho cirugía en su seno, usted corre riesgo de conmocionar a la persona.

- Espere hasta que ambos estén relajados y se sientan cerca para hablar sobre su cáncer.

- Comparta que ha tenido cáncer si va en serio con alguien, especialmente si el cáncer ha afectado el tiempo que puede que viva o si puede tener hijos.

Incluso las personas sin cáncer pueden rechazarse mutuamente debido a la apariencia, creencia, personalidades u otras razones. Desafortunadamente, algunas parejas nuevas pueden rechazarla a causa de su cáncer. Usted podría evitar ser rechazada si se quedara en su hogar y no saliera con nadie. Pero también se perdería la oportunidad de ser feliz con alguien. Un compañero amoroso la amará, independientemente de su historia.

¿Cómo puedo mantenerme saludable de ahora en adelante?

¿Qué puedo hacer para mantener mi cuerpo sano?

Usted puede comer bien y hacer ejercicio, beber menos y no fumar.

Usted no tuvo control sobre el hecho de tener cáncer, sin embargo, puede hacer cosas para mejorar su salud después del cáncer:

- Comer bien.
- Hacer ejercicio.
- Lograr y mantenerse en un peso saludable.
- Tomar menos alcohol, en caso de que beba.
- No fumar.

Tomar estas medidas es buena idea para cualquiera que quiera vivir una vida saludable. No podemos afirmar con seguridad que con estas medidas evitará que su cáncer regrese, pero es benéfico para su salud. Y puede ayudar a evitar que desarrolle otro tipo de cáncer.

¿Cómo puedo comer bien después del tratamiento del cáncer?

Coma muchos alimentos saludables, como productos de granos enteros (integrales), frutas y verduras.

Estar en un peso saludable es más importante que nunca. Comer una alimentación que consiste principalmente en granos enteros, frutas y verduras es bueno para su salud y puede ayudarle a reducir su riesgo de cáncer. Y comer sano le ayudará a llegar a un peso saludable si tiene sobrepeso.

- Elija alimentos y bebidas en cantidades que le ayuden a mantener un peso saludable.

- Coma al menos 2½ tazas de frutas y verduras al día.

- Escoja productos de granos enteros (integrales) en lugar de granos y azúcares procesados (refinados).

- Limite la cantidad de las carnes procesadas y rojas que come.

Bajo en grasa y sin grasa no siempre significa bajo en calorías. Los alimentos bajos en grasa que tienen alto contenido de calorías debido al azúcar y otras sustancias no le ayudarán a controlar su peso. Pruebe comer alimentos de granos enteros, frutas y verduras en lugar de alimentos con contenido calórico más alto.

Comer bien y estar activo van de la mano. La clave para el control del peso es observar lo que come y cuánto come. Trate de equilibrar las calorías que come y toma con las calorías que quema mediante el ejercicio.

¿Cómo debo hacer ejercicio después del tratamiento del cáncer?

Primero hable con su médico. Averigüe qué tipos de ejercicio son seguros para usted. Luego diviértase.

El ejercicio puede ayudarle a sentirse como que está al control de su cuerpo nuevamente. También puede ayudarle a que se sienta bien por alcanzar sus metas de actividad física. El ejercicio puede ayudarle a formar músculos más fuertes, volverse más flexible y tener más energía. Es posible que después de hacer ejercicio se sienta más relajada y positiva. Siga estos consejos prácticos:[34,35]

- **Evite la inactividad y vuelva a las actividades cotidianas normales lo antes posible después del diagnóstico.**

- **No se exija demasiado.** Si no ha hecho ejercicio por algún tiempo, empiece de a poco con solo unos minutos al día. Se pondrá más fuerte. Hable con su médico para averiguar qué tipos de ejercicio son seguros y saludables para usted.

- **Trate de mantenerse activa durante al menos 150 minutos cada semana.** Diviértase y escoja ejercicios que le gusten. Esto le ayudará a adherirse a un plan y alcanzar sus metas de actividad física.

- Incluya el entrenamiento de fuerza (pesas) al menos 2 días por semana.

- Haga sus ejercicios; desacelere antes de detenerse para enfriarse. Y mientras sus músculos todavía están calientes, haga estiramientos antes de detenerse.

- Pruebe distintos ejercicios como caminata, natación, levantamiento de pesas y yoga. Es bueno combinar ejercicios que aumentan la fuerza (levantamiento de pesas) con los que aceleran su ritmo cardíaco (caminata o natación).

- Hable con su médico o fisioterapeuta sobre su riesgo de linfedema antes de empezar a hacer ejercicio. Averigüe si distintos tipos de ejercicio podrían aumentar su riesgo y cómo protegerse contra el linfedema (consulte las páginas 76 a 79 para leer más información sobre el linfedema).

Llame a la Sociedad Americana Contra El Cáncer al **800-227-2345** para más información sobre cómo comer sano y mantenerse activo.[34,35]

¿Cómo puedo volver a vivir mi vida?

¿Puedo vivir una vida normal nuevamente?

Usted puede vivir una vida plena y feliz después del tratamiento.

Usted es una mujer que ha tenido cáncer, pero su vida es más que eso. Hacer las cosas que siempre le han hecho feliz puede hacer que se sienta mejor y más normal ahora. Si tiene ganas de hacerlo, salga y pásela bien.

Después de lidiar con el cáncer de seno y el tratamiento, puede que se sienta cansada. Puede que se haya olvidado cómo era simplemente hacer las cosas que disfruta. Pruebe con algunas nuevas ideas que se presentan a continuación para volver a sentirse normal y complacerse.

Exprésese:

- **Ríase.** Vea una película divertida o pase tiempo con una amiga que le haga sonreír.
- **Comparta sus pensamientos y sentimientos** pintando, redactando un diario, cantando o bailando.
- **Hable con alguien en quien confíe.** Encuentre a alguien con quien se sienta en confianza; una pareja, amiga, hermana, líder religioso o consejero, y realmente libere sus pensamientos y sentimientos.

Haga cosas por usted:

- **Use su mente.** Lea un libro, tome una clase o pruebe un nuevo pasatiempo.

- **Tome tiempo para estar sola.** Establezca un tiempo cada día o semana para hacer solo lo que desea hacer.

- **Haga cosas agradables por usted misma.** Saque libros de la biblioteca, alquile una película, pida a su pareja que le haga masajes en los pies o tome un baño caliente.

Piense en lo que es importante:

- **Decida lo que es realmente importante** y deje a un lado "lo que no tiene importancia".

- **Recurra a su fe.** Únase a un grupo de oración en su lugar de culto si pertenece a alguno. Encuentre las oraciones que le gustan y dígalas con frecuencia.

- **Establezca límites.** Piense en su trabajo, sus quehaceres en la casa y su vida social. Luego establezca límites. Limite las actividades hasta que esté haciendo solamente lo que sea más importante y lo que le traiga mayores gratificaciones.

¿Qué hago ahora?"

Usted decide lo que sucede en su vida ahora.

A menudo tener cáncer hace que las personas piensen en sus vidas de manera diferente. Es posible que no le preocupen demasiado los problemas pequeños. Probablemente quiera pasar más tiempo con las personas que ama y menos tiempo en el trabajo o haciendo los quehaceres del hogar. O bien puede que se dé cuenta lo importante que son para usted su familia, el trabajo, el tiempo libre o las amistades.

Piense en elaborar una lista de cosas simples que puede hacer para hacer que su vida sea mejor. Sea específica. A continuación se brindan algunas ideas:

- Llamar a un ser querido una vez a la semana.
- Ser voluntaria en un grupo de apoyo de cáncer un día al mes.
- Aprender a bailar, pintar o tocar un instrumento.
- Leer un libro que siempre ha querido leer.
- Planificar unas vacaciones en un hermoso lugar.
- Ir a visitar a una vieja amiga.
- Pasar una hora sola una vez a la semana y hacer lo usted quiera.

- Compartir una cena familiar juntos 3 noches por semana sin televisión.

Es posible que el cáncer le haya mostrado que cada día que está viva es un regalo. Usted decide hacer de cada día lo que usted quiere que sea.

Más información

¿Puede ayudarme a entender el riesgo de cáncer de seno?

¿Qué significa si estoy "en riesgo" de desarrollar cáncer de seno?

Estar "en riesgo" de cáncer de seno tiene que ver con cosas que aumentan sus probabilidades de desarrollar cáncer de seno.[2]

Un factor de riesgo es algo en su vida que aumenta sus posibilidades de que algo ocurra, como desarrollar cáncer de seno. Cualquier mujer podría tener cáncer de seno, pero los factores que se indican en la página 158 pueden aumentar las posibilidades de una mujer de presentar cáncer.

La idea de factores de riesgo puede ser confusa. El simple hecho de que una mujer tenga uno o más factores de riesgo de cáncer de seno no significa que va a desarrollar esta enfermedad. Incluso si los factores de riesgo aumentan las probabilidades de que podría desarrollarse cáncer de seno, estos no significan que se desarrollará.

¿Qué factores de riesgo elevan las probabilidades que tiene una mujer de desarrollar cáncer de seno?

Existen 2 clases de factores de riesgo que pueden aumentar las probabilidades de una mujer de desarrollar cáncer de seno.

El primer tipo de factor de riesgo es algo que una mujer no puede cambiar. Aquí se brindan algunos ejemplos:

* Ser mujer

* Envejecer

* Tener un familiar cercano (hermana/o, madre, hija o padre) que haya tenido cáncer de seno

* Tener una mutación hereditaria en un gen *BRCA* (o en otros genes determinados)

* Pasar por la menopausia a una edad más avanzada

El segundo tipo de factor de riesgo está relacionado con el estilo de vida. Aquí se brindan algunos ejemplos:

* No tener hijos

* Tener el primer hijo después de los 30 años de edad

* Usar pastillas anticonceptivas

* Tomar 2 o más debidas con alcohol al día

* Tomar terapia hormonal combinada después de la menopausia

* Tener sobrepeso u obesidad

¿Son más propensas las demás mujeres en mi familia a desarrollar cáncer de seno?

Su mamá, hermanas o hijas tienen una probabilidad más elevada de desarrollar cáncer de seno.

Una pequeña porción de cánceres de seno "son hereditarios". Esto significa que si una mujer en su familia tiene cáncer de seno, la otra mujer en su familia también tiene una mayor probabilidad de desarrollar cáncer. Si, además de usted, su madre, hermana o hija también tienen cáncer de seno, el riesgo es aún más elevado para las otras mujeres de su familia. El riesgo también es mayor si alguien fue diagnosticada con cáncer de seno antes de los 50 años de edad.

Si esto describe a su familia, diga a sus familiares cercanas que hablen con sus médicos. Es posible que los médicos quieran que empiecen a hacerse mamogramas y otras pruebas cuando son jóvenes. También consulte las páginas 38 a 39 para más información sobre asesoramiento genético.

Recuerde, el hecho de que usted tenga cáncer de seno no significa que otros miembros de su familia lo tendrán. Esto significa que el riesgo es más alto que el de una mujer sin cáncer de seno en su familia.

¿Puede alguna cosa reducir las probabilidades de una persona de desarrollar cáncer de seno?

Sí. Algunas cosas pueden reducir el riesgo de desarrollar cáncer de seno.

Si usted tiene cáncer de seno, tal vez quiera saber cómo ayudar a sus amigas y seres queridos a reducir su riesgo de desarrollar cáncer de seno. Estos consejos prácticos pueden ayudar a reducir su riesgo de tener nuevamente cáncer de seno después del tratamiento.

Aquí se brindan algunas guías:

• Mantenga un peso saludable en lugar de tener sobrepeso.

• Haga ejercicio todos los días.

• Tome menos alcohol.

• Coma muchas frutas y verduras y menos carnes rojas.

Llevar una vida saludable puede ayudar a una mujer a reducir sus probabilidades de desarrollar cáncer de seno. Esto no significa que no desarrollará cáncer de seno, sin embargo podría ayudar. Y tomar las medidas que se mencionan anteriormente también ayuda a reducir sus probabilidades de tener otros tipos de cáncer, así como también cardiopatías, diabetes y algunos otros problemas de salud.

He oído que los implantes mamarios pueden aumentar sus probabilidades de desarrollar cáncer de seno. ¿Es cierto eso?

Muchas de las creencias que la gente tiene sobre qué cosas causan cáncer de seno no son verdaderas:[36]

- **Implantes mamarios:** los implantes mamarios no aumentan el riesgo de cáncer de seno.

- **Aborto o aborto espontáneo:** no se ha comprobado que someterse un aborto o tener un aborto espontáneo aumente el riesgo de cáncer de seno.

- **Desodorantes / antitranspirantes:** se ha comprobado que usar antitranspirante en la axila o desodorantes comunes aumenten el riesgo.

- **Golpearse:** una lesión en el seno no aumenta el riesgo de cáncer.

- **Sostenes de varilla (aro de alambre):** los sostenes de varilla o con aros no aumentan el riesgo de cáncer de seno.

¿Cómo puedo tener cáncer de seno si nadie en mi familia lo ha tenido?

Las mujeres que no tienen un familiar con cáncer de seno aún pueden desarrollar cáncer de seno.

Las mujeres que no tienen un familiar cercano con cáncer de seno aún pueden desarrollar cáncer de seno. De hecho, la mayoría de los cánceres de seno ocurren en mujeres que no tienen ningún otro familiar cercano con este tipo de cáncer. Puede que usted sea la primera persona en su familia que desarrolle cáncer de seno.

Más información sobre las etapas del cáncer

En mi informe de patología, ¿qué significan las letras T, N y M y los números 0, 1, 2, 3 y 4?

Esas letras y números forman parte de un sistema de estadificación que describe cuánto y a dónde se ha propagado el cáncer en su cuerpo.

Las letras T, N y M se usan para describir el tamaño de su tumor y cuánto ha crecido o se ha propagado el cáncer.

- **T** representa el tamaño del tumor de seno y si este ha crecido hacia estructuras cercanas.

- **N** representa a cualquier cáncer que se ha propagado a los ganglios linfáticos cerca del pecho (los ganglios linfáticos son pequeñas áreas de tejido en forma de frijol que ayudan a combatir las infecciones en el cuerpo).

- **M** representa al cáncer que se ha propagado a otras partes del cuerpo (como los huesos, pulmones, cerebro o hígado).

Cada una de estas letras es seguida de un número. Los números menores significan que usted tiene un tumor pequeño o un tumor que no se ha propagado mucho o en absoluto. Los números mayores significan que usted tiene un tumor más grande o un tumor que se ha propagado más.

- **T0, Tis, T1, T2, T3 y T4:** T0 significa que no hay evidencia de un tumor primario. Tis (cáncer *in situ*) significa que las células cancerosas han crecido mucho dentro del tejido mamario. T1, T2 y T3 indican a tumores invasivos de seno de tamaño cada vez mayores, mientras que T4 representa al cáncer de cualquier tamaño que se ha propagado a la pared torácica o a la piel.

- **N0, N1, N2, y N3:** N0 significa que no hay propagación a los ganglios linfáticos cercanos y es el menos grave. N3 significa que el cáncer se ha propagado de manera extensa a los ganglios linfáticos y es el más grave.

- **M0 y M1:** M0 significa que el cáncer no se ha propagado a otras áreas del cuerpo, y M1 significa que el cáncer se ha propagado a otras áreas.

- **TX, NX y MX** se usan si no es posible evaluar un tumor, ganglio linfático o una propagación distante.

Mi médico dice que tengo cáncer de seno en etapa IIIA. ¿Cómo se relacionan las letras T, N y M y los números 0 al 4 con la etapa?

Estos se encuentran relacionados. Los médicos usan las categorías T, N y M para descifrar un número y la letra que describe su etapa de cáncer, como IIIA.

Los médicos examinarán cada una de las categorías T, N y M de su cáncer antes de decidir sobre la etapa general de su cáncer.

Cuando los médicos descifran su etapa general de cáncer, no hablan de las categorías T, N y M. Ellos usan un método simplificado: un solo numero romano (y a menudo una letra).

Se dice que el cáncer de seno de cada mujer se encuentra en una de estas etapas: etapa 0 (Tis, *in situ*), etapa IA, etapa IB, etapa IIA, etapa IIB, etapa IIIA, etapa IIIB, etapa IIIC, o etapa IV.

Pregunte a su médico lo que su etapa de cáncer significa para su salud, sus opciones de tratamiento y su futuro.

¿Cuál es la diferencia entre mi cáncer de seno en etapa IIB y el cáncer de seno de mi amiga en etapa IIIB?

El cáncer de seno está más avanzado si es descrito por un número y letra de etapa más alta.

Una persona cuyo cáncer ha crecido y se ha propagado mucho tendrá número más altos en las categorías T, N y posiblemente M. Su cáncer también estará en una etapa en general más alta. Esto significa que tiene un cáncer más avanzado que alguien cuyo cáncer no ha crecido ni se ha propagado mucho (y quien tiene una etapa en general más baja). Aquí se brindan algunos ejemplos:

- Alguien cuyo cáncer es T2, N1 y M0 tiene cáncer de seno en etapa IIB.

- Alguien cuyo cáncer es T4, N2 y M0 tiene cáncer de seno en etapa IIIB. Ella tiene un cáncer de seno más avanzado que una mujer con cáncer de seno en etapa IIB. El número T, el cual significa el tamaño del tumor y el número N, el cual tiene que ver con si el cáncer se ha propagado a los ganglios linfáticos, son más avanzados que los números T y N de la mujer con cáncer de seno en etapa IIB.

Su equipo de profesionales médicos

Usted tendrá a muchos profesionales de la salud y personal de apoyo trabajando con usted durante su diagnóstico, tratamiento y recuperación de cáncer de seno. A continuación se detalla una lista de algunas personas que podrían ser miembros de su equipo de atención médica contra el cáncer (aunque usted podría no necesitarlos a todos ellos):

Anestesiólogo

Es un médico que administra medicamentos de anestesia para adormecerle durante la cirugía u otros procedimientos. Estos medicamentos también ayudan a prevenir o aliviar el dolor durante y después de la cirugía.

Asesor genético

Este tipo de consejero está capacitado para ayudar a las personas durante el proceso de una prueba genética. Un asesor genético puede explicar las pruebas disponibles, conversar sobre las ventajas y desventajas de la prueba y abordar cualquier inquietud que usted pueda tener. Este asesor también puede coordinar la realización de una prueba genética y ayudar a interpretar los resultados.

Cirujano plástico/reconstructivo

Este es un médico que opera para restaurar partes del cuerpo afectadas por lesiones, enfermedades o tratamientos del cáncer.

Puede que usted determine consultar con él o ella antes y/o después de la cirugía del cáncer de seno. Su cirujano plástico o reconstructivo puede realizar la reconstrucción mamaria durante o después de una mastectomía.

Cirujano u oncólogo quirúrgico

Este es un médico que hace cirugías. Usted consultará con su cirujano antes y después de hacerse una biopsia, cirugía conservadora del seno, mastectomía u otro procedimiento quirúrgico. El cirujano extirpará tumores y, si es necesario, tejido circundante. Su cirujano trabaja estrechamente con otros miembros de su equipo médico. Él o ella proporcionará un informe quirúrgico a su médico y a sus oncólogos radioterapeutas y médicos que ayudará a planificar su futuro tratamiento.

Dietista certificado

Un dietista certificado (RD) le ayuda a hacer elecciones alimentarias saludables y a mantener un peso saludable antes, durante y después del tratamiento del cáncer.

Enfermeras

Varias enfermeras diferentes pueden cuidar a pacientes con cáncer de seno. Una enfermera certificada puede supervisar su estado, darle tratamiento, informarle sobre los efectos secundarios y ayudarle a adaptarse a los efectos del cáncer de seno. Una enfermera profesional (NP) comparte muchas tareas con sus médicos, tales como registrar su historia clínica, hacerle exámenes físicos, proporcionarle cuidados de seguimiento y escribir recetas (con la supervisión del médico). Un(a) especialista en enfermería (CNS) puede proporcionar servicios especiales, tal como dirigir grupos de apoyo. Una enfermera oncológica tiene muchos conocimientos sobre la atención del cáncer y puede trabajar en varias áreas.

Especialista en medicina del dolor

Estos son médicos, enfermeras y farmacéuticos que son expertos en el manejo del dolor. Ellos pueden ayudarle a encontrar un control del dolor que funcione y le ayude a mantener su calidad de vida. No todos los médicos y enfermeras están capacitados en la atención del dolor, por lo que es posible que tenga que solicitar un especialista en medicina del dolor si sus necesidades de alivio del dolor no están siendo satisfechas.

Fisioterapeuta (PT)

Un fisioterapeuta le ayuda a recobrar la fuerza y el movimiento después de la cirugía. El fisioterapeuta le enseña ejercicios y otras maneras para fortalecer su cuerpo. Él o ella puede usar masajes o calor para ayudarle a restaurar o mantener la fuerza, función y flexibilidad de su cuerpo.

Médico de atención primaria

Este puede ser un médico general o uno con capacitación especial en ginecología, medicina clínica o práctica familiar. Él o ella es a menudo el médico que le examinó para ver si tenía cáncer de seno. Este médico hablará con usted sobre su cáncer de seno y estará involucrado en su cuidado. Su médico de atención médica primaria proporciona los detalles de su historia clínica a los otros miembros de su equipo. Él o ella también la referirán a los especialistas en cáncer de seno.

Médico oncólogo

Un experto en la atención y el tratamiento del cáncer, este médico le ayudará a tomar decisiones sobre su tratamiento y estará a cargo de su tratamiento del cáncer (como quimioterapia o terapia hormonal) si son necesarios. Él o ella puede estar en contacto con los demás miembros de su equipo médico para asegurarse que usted reciba el mejor tratamiento posible. Su médico oncólogo le dará seguimiento durante sus tratamientos.

Oncólogo radioterapeuta

Un oncólogo radioterapeuta es un médico que trata el cáncer con radiación (rayos de alta energía). Él o ella decidirán qué tipo y cuánta radiación usted debe recibir después de su cirugía con conservación del seno o mastectomía, o para controlar el cáncer de seno avanzado. Este miembro de su equipo médico hace revisiones de seguimiento con frecuencia durante y después del tratamiento.

Patólogo

Este es un médico que ha sido capacitado para diagnosticar la enfermedad examinando muestras de tejidos y fluidos. Él o ella determinarán el tipo celular y el grado de su cáncer y redactarán un informe de patología para que usted y su médico puedan decidir sobre las opciones de tratamiento.

Psiquiatra o psicólogo

Como médico que se especializa en salud mental y trastornos conductuales, un psiquiatra proporciona asesoría y también receta medicamentos.

Un psicólogo es un profesional de la salud mental acreditado quien puede formar parte de su equipo médico. Él o ella puede proporcionar asesoría sobre problemas emocionales o psicológicos. Un psicólogo puede tener capacitación especial y experiencia para tratar personas con cáncer.

Radiólogo

Este es un médico que tiene capacitación especial en el uso de radiografías, mamografías, ecografías y otros procedimientos por imágenes. Él o ella tiene capacitación especial para diagnosticar cáncer de seno y otras enfermedades. Su radiólogo escribe un informe radiológico a su médico personal, médico oncólogo, oncólogo radioterapeuta o cirujano en donde describe sus hallazgos. Las imágenes e informes de radiología se pueden usar para ayudar en el diagnóstico, ayudar a ubicar tumores durante la cirugía y radioterapia, o ayudar a clasificar la etapa (extensión) de su cáncer de seno.

Tecnólogo en radiología

Esta persona ayuda al radiólogo. Él o ella está capacitado para colocarla (posicionarla) para la captura de radiografías y mamogramas, así como para desarrollar y revisar las imágenes en lo que respecta a su calidad. Las imágenes tomadas por un tecnólogo radiólogo se envían a su radiólogo para que las lea.

Terapeuta de radiación

Un terapeuta de radiación es un técnico capacitado que trabaja con el oncólogo radioterapeuta (vea la página anterior). Él o ella coloca su cuerpo durante el tratamiento y le administra la radioterapia.

Terapeuta ocupacional (OT)

Este profesional de atención médica trabaja con personas con discapacidades o limitaciones para ayudarlas a desarrollar y a recuperar habilidades necesarias para la vida cotidiana.

Trabajador social

Un trabajador social puede ayudarle a usted y su familia a lidiar con problemas emocionales y prácticos, como finanzas, problemas emocionales, inquietudes y relaciones familiares, transporte y problemas con el sistema de atención médica. Su trabajador social puede tener capacitación especial en problemas relacionados con el cáncer y puede proporcionar asesoramiento, responder preguntas sobre el tratamiento y dirigir grupos de apoyo para pacientes con cáncer.

Referencias

1. Sociedad Americana Contra El Cáncer. *Cancer Treatment and Survivorship Facts & Figures 2016-2017.* Atlanta: Sociedad Americana Contra El Cáncer; 2016.

2. Sociedad Americana Contra El Cáncer. Guía detallada: Cáncer de seno. ¿Cuáles son los factores de riesgo del cáncer de seno? cancer.org/cancer/breastcancer/detailedguide/breast-cancer-risk-factors. Modificado por última vez el 26 de febrero de 2015, fecha de acceso el 21 de mayo de 2015.

3. Sociedad Americana Contra El Cáncer. La posibilidad de enfrentar nuevamente el cáncer/Cáncer avanzado y metastásico. In: O'Regan R, Gabram-Mendola SGA, Ades T, Alteri R, Kramer J, Stump-Sutliff KA, eds. *Breast Cancer Journey: The Essential Guide to Treatment and Recovery.* Tercera Edición. Atlanta: Sociedad Americana Contra El Cáncer; 2013:75,422.

4. Sociedad Americana Contra El Cáncer. Cómo hacer que el sistema médico funcione para usted/Cómo obtener una segunda opinión. In: O'Regan R, Gabram-Mendola SGA, Ades T, Alteri R, Kramer J, Stump-Sutliff KA, eds. *Breast Cancer Journey: The Essential Guide to Treatment and Recovery.* Tercera Edición. Atlanta: Sociedad Americana Contra El Cáncer; 2013:109–111.

5. Sociedad Americana Contra El Cáncer. Cómo hacer que el sistema médico funcione para usted/Su equipo médico. In: O'Regan R, Gabram-Mendola SGA, Ades T, Alteri R, Kramer J, Stump-Sutliff KA, eds. *Breast Cancer Journey: The Essential Guide to Treatment and Recovery.* Tercera Edición. Atlanta: Sociedad Americana Contra El Cáncer; 2013:101-106.

6. Sociedad Americana Contra El Cáncer. ¿Quién presenta cáncer de seno? In: O'Regan R, Gabram-Mendola SGA, Ades T, Alteri R, Kramer J, Stump-Sutliff KA, eds. *Breast Cancer Journey: The Essential Guide to Treatment and Recovery.* Tercera Edición. Atlanta: Sociedad Americana Contra El Cáncer; 2013:22,23.

7. James ML, Lehman M, Hider PN, Jeffery M, Hickey BE, Francis DP. Tamaño del área en la radioterapia para la conservación del seno en cáncer temprano de seno. *Cochrane Database Syst Rev.* 2010 Nov 10;(11):CD003860. doi:10.1002/14651858. CD003860. pub3.

8. Haviland JS, Owen JR, Dewar JA, et al; START Trialists' Group. La estandarización del Reino Unido (UK) de la radioterapia de seno (START), estudios de hipofraccionamiento de la radioterapia para el tratamiento del cáncer temprano de seno. Resultados de 10 años de seguimiento de dos estudios clínicos controlados aleatorizados. *Lancet Oncol.* 2013 Oct;14(11):1086–1094. Epub 2013 Sep 19.

9. Smith BD, Bentzen SM, Correa CR, et al. Fraccionamiento para la radiación de seno completo: una guía de la Sociedad Americana para la radioterapia (ASTRO) basada en las evidencias. *Int J Radiat Oncol Biol Phys.* 2011;81(1):59.

10. Sociedad Americana Contra El Cáncer. Otros tratamientos para el cáncer de seno/ Quimioterapia. In: O'Regan R, Gabram-Mendola SGA, Ades T, Alteri R, Kramer J, Stump-Sutliff KA, eds. *Breast Cancer Journey: The Essential Guide to Treatment and Recovery.* Tercera Edición. Atlanta: Sociedad Americana Contra El Cáncer; 2013:168-177.

11. Sociedad Americana Contra El Cáncer. Otros tratamientos para el cáncer de seno/ Terapia Hormonal. In: O'Regan R, Gabram-Mendola SGA, Ades T, Alteri R, Kramer J, Stump-Sutliff KA, eds. *Breast Cancer Journey: The Essential Guide to Treatment and Recovery.* Tercera Edición. Atlanta: Sociedad Americana Contra El Cáncer; 2013:183-188.

12. Sociedad Americana Contra El Cáncer. Otros tratamientos para el cáncer de seno/ Terapia dirigida. In: O'Regan R, Gabram-Mendola SGA, Ades T, Alteri R, Kramer J, Stump-Sutliff KA, eds. *Breast Cancer Journey: The Essential Guide to Treatment and Recovery.* Tercera Edición. Atlanta: Sociedad Americana Contra El Cáncer; 2013:188-192.

13. Sociedad Americana Contra El Cáncer. Otros tratamientos para el cáncer de seno/ Medicamentos para proteger los huesos. In: O'Regan R, Gabram-Mendola SGA, Ades T, Alteri R, Kramer J, Stump-Sutliff KA, eds. *Breast Cancer Journey: The Essential Guide to Treatment and Recovery.* Tercera Edición. Atlanta: Sociedad Americana Contra El Cáncer; 2013:192-193.

14. Sociedad Americana Contra El Cáncer. *American Cancer Society Complete Guide to Complementary & Alternative Cancer Therapies.* Segunda Edición. Atlanta: Sociedad Americana Contra El Cáncer; 2009.

15. Sociedad Americana Contra El Cáncer. Cómo salir adelante con los síntomas y los efectos secundarios. In: O'Regan R, Gabram-Mendola SGA, Ades T, Alteri R, Kramer J, Stump-Sutliff KA, eds. *Breast Cancer Journey: The Essential Guide to Treatment and Recovery.* Tercera Edición. Atlanta: Sociedad Americana Contra El Cáncer; 2013:247-285.

16. Shah C, Vicini FA. Linfedema del brazo relacionado con cáncer de seno: tasas de incidencia, técnicas de diagnóstico, manejo óptimo y estrategias de reducción de riesgo. *J Radiat Oncol Biol Phys.* 2011;81:907–914. doi: 10.1016/j.ijrobp.2011.05.043.Epub 2011 Sep 22.

17. Norman SA, Localio AR, Potashnik SL, et al. Linfedema en sobrevivientes de cáncer de seno; incidencia, grado, curso temporal, tratamiento y síntomas. *J Clin Oncol.* 2009;27:390–397.

18. Sociedad Americana Contra El Cáncer. Cómo salir adelante con los síntomas y los efectos secundarios/Linfedema. In: O'Regan R, Gabram-Mendola SGA, Ades T, Alteri R, Kramer J, Stump-Sutliff KA, eds. *Breast Cancer Journey: The Essential Guide to Treatment and Recovery.* Tercera Edición. Atlanta: Sociedad Americana Contra El Cáncer; 2013:276-285.

19. Sociedad Americana Contra El Cáncer. Acupuntura. cancer.org/treatment/treatmentsandsideeffects/physicalsideeffects/pain/paindiary/pain-control-acupuncture. Revisado por última vez el 15 de julio de 2015, fecha de acceso el jueves, 16 de julio de 2015.

20. Instituto Nacional del Cáncer. Acerca del cáncer/Acupuntura. cancer.gov/about-cancer/treatment/cam/patient/acupuncture-pdq/#link/_57. Fecha de acceso el 16 de julio de 2015.

21. Cramer H, Lauche R, Paul A, Langhorst J, Kümmel S, Dobos GJ. Hipnosis en la atención del cáncer de seno: una revisión sistemática de estudios clínicos controlados aleaorizados. *Integr Cancer Ther.* 2015 Jan;14(1):5–15. doi: 10.1177/1534735415550035. Epub 2014 Sep 18.

22. Terapias integrales y complementarias para pacientes con cáncer avanzado de Marchand L. *Ann Palliat Med.* 2014;3(3):160–171. doi: 10.3978/J.issn.2224-5820.2014.07.01.

23. Inscripción abierta en curso para la ley de atención médica de Simon S. cancer.org/cancer/news/news/open-enrollment-begins-for-health-care-law. 6 de noviembre de 2014.

24. Sociedad Americana Contra El Cáncer, Fondo Nacional para la Educación Financiera. Tratamiento: Orientación financiera para sobrevivientes de cáncer y sus familias. No.350001. cancer.org/acs/groups/content/@editorial/documents/document/acsq-020182.pdf. Modificado por última vez en febrero de 2015, fecha de acceso el 22 de mayo de 2015.

25. Sociedad Americana Contra El Cáncer. Cómo salir adelante con su diagnóstico y cómo avanzar. In: O'Regan R, Gabram-Mendola SGA, Ades T, Alteri R, Kramer J, Stump-Sutliff KA, eds. *Breast Cancer Journey: The Essential Guide to Treatment and Recovery.* Tercera Edición. Atlanta: Sociedad Americana Contra El Cáncer; 2013:85-92.

26. Temor a la recurrencia del cáncer: perfiles específicos y naturaleza de los pensamientos invasivos de Simard S, Savard J, Ivers H. *J Cancer Surviv.* 2010;4(4):361–371. doi: 10.1007/s11764-010-0136-8. Epub 2010 Jul 10.

27. Tomich PL, Helgeson VS. Cinco años después: una comparación transversal de sobrevivientes de cáncer de seno con mujeres sanas. *Psychooncology.* 2002;11(2):154–169.

28. Heiney SP, Hermann JF. *Cancer in Our Family: Helping Children Cope with a Parent's Illness.* Segunda Edición. Atlanta: Sociedad Americana Contra El Cáncer; 2013.

29. Fullbright CD. *How to Help Your Friend with Cancer.* Atlanta: Sociedad Americana Contra El Cáncer; 2015.

30. Sociedad Americana Contra El Cáncer. Asuntos en el empleo y lugar de trabajo. In: O'Regan R, Gabram-Mendola SGA, Ades T, Alteri R, Kramer J, Stump-Sutliff KA, eds. *Breast Cancer Journey: The Essential Guide to Treatment and Recovery.* Tercera Edición. Atlanta: Sociedad Americana Contra El Cáncer; 2013:323-327.

31. Sociedad Americana Contra El Cáncer. Reconstrucción del seno (mamaria) y prótesis. In: O'Regan R, Gabram-Mendola SGA, Ades T, Alteri R, Kramer J, Stump-Sutliff KA, eds. *Breast Cancer Journey: The Essential Guide to Treatment and Recovery.* Tercera Edición. Atlanta: Sociedad Americana Contra El Cáncer; 2013:319.

32. Sociedad Americana Contra El Cáncer. Terapia hormonal para el cáncer de seno. cancer.org/cancer/breastcancer/detailedguide/breast-cancer-treating-hormonetherapy. Modificado por última vez el 10 de junio de 2015, fecha de acceso el 11 de agosto de 2015.

33. Runowicz CD, Leach CR, Henry NL, et al. Sociedad Americana Contra El Cáncer/Guía de cuidado de supervivencia de cáncer de seno de la Sociedad Americana de Oncología Clínica. *CA Cancer J Clin.* 2016;66(1):43–73. doi: 10 3322/caac. 21319. Epub 2015 Dec 7.

34. Rock CL, Doyle C, Demark-Wahnefried W, et al. Guías de nutrición y actividad física para sobrevivientes de cáncer. *CA Cancer J Clin.* 2012;62(4):243-274. doi: 10 3322/caac. 21142. Epub 2012 Apr 26. Erratum in CA Cancer J Clin. 2013;63(3):215.

35. Grant BL, Bloch AS, Hamilton KK, Thomson CA. *American Cancer Society Complete Guide to Nutrition for Cancer Survivors.* Segunda Edición. Atlanta: Sociedad Americana Contra El Cáncer; 2010.

36. American Cancer Society. Who gets breast cancer? In: O'Regan R, Gabram-Mendola SGA, Ades T, Alteri R, Kramer J, Stump-Sutliff KA, eds. *Breast Cancer Journey: The Essential Guide to Treatment and Recovery.* Third Edition. Atlanta: American Cancer Society; 2013:32,33.

Guía de recursos

En las páginas 178 a 186 se presentan recursos de la Sociedad Americana Contra El Cáncer, así como de otras organizaciones que pueden resultarle útiles. También puede encontrar servicios específicos de apoyo contra el cáncer en su zona. Pregunte a su médico o consulte con su hospital local o en Internet para encontrar fuentes de ayuda que queden cerca de usted.

En Internet hay información interminable sobre el cáncer y temas relacionados. Esto puede ser útil cuando está tomando decisiones sobre qué hacer con su salud. Pero piense de dónde proviene la información. ¿Está ese grupo u organización proporcionando información confiable? ¿Puede confiar en lo que dicen? ¿Están tratando de venderle algo? Hable siempre con su médico sobre la información de salud que encuentra en Internet. Él o ella puede ayudarle a darse cuenta si puede confiar en la información.

Programas y Servicios de la Sociedad Americana Contra El Cáncer

Sociedad Americana Contra El Cáncer
Número de teléfono gratuito: 800-227-2345
Website: cancer.org

La **Sociedad Americana Contra El Cáncer (ACS, por sus siglas en inglés)** proporciona materiales educativos, información y servicios para pacientes a fin de ayudar a las personas con cáncer y a sus seres queridos a entender el cáncer, tener control de sus vidas durante el tratamiento y la recuperación y encontrar el apoyo emocional que necesitan. Siendo un amplio recurso para todas sus preguntas relacionadas con el cáncer, la Sociedad Americana Contra El Cáncer también puede ponerle en contacto con recursos comunitarios en su zona.

Centro Nacional de Información Sobre el Cáncer (NCIC) de la Sociedad Americana Contra El Cáncer

El NCIC proporciona información y apoyo a quienes enfrentan el cáncer las 24 horas al día, los 365 días del año. Especialistas capacitados en información sobre el cáncer están disponibles para proporcionar información precisa y actualizada sobre el cáncer a pacientes, familiares y cuidadores y conectarlos con servicios y recursos valiosos en sus comunidades.

Línea telefónica gratuita: 800-227-2345

Programa de Guía de Pacientes de la Sociedad Americana Contra El Cáncer

El Programa de Guía de Pacientes de la Sociedad Americana Contra El Cáncer relaciona a las personas con un guía de pacientes capacitado en un centro de tratamiento del cáncer. Los guías trabajan de manera individual con los pacientes a fin de conectarlos con programas y servicios útiles, así como también escucharlos y brindarles apoyo en momentos de necesidades.

Llame al número telefónico gratuito, 800-227-2345, para aprender más sobre este programa.

Servicio de Asistencia para el Seguro Médico (HIAS)

HIAS proporciona orientación para pacientes con cáncer, sobrevivientes de cáncer y cuidadores sobre las opciones del seguro médico que están disponibles a través de la inscripción abierta de la Ley de Atención Médica Accesible. Para aprender más al respecto, llame al número telefónico gratuito, 800-227-2345 y pregunte por un representante de HIAS.

Programas de alojamiento/hospedaje para pacientes

Obtener el mejor cuidado a menudo significa que los pacientes con cáncer deben viajar lejos de sus hogares. Esto puede imponer una carga emocional y financiera extra en los pacientes y cuidadores en un tiempo que ya es difícil. La Sociedad Americana Contra El Cáncer está tratando de hacer que esta situación difícil resulte más fácil para los pacientes con cáncer y sus familias a través del Programa **Albergue De La Esperanza®** **(Hope Lodge®)** y de nuestro Programa **Hotel Partners**.

Hay más de 30 lugares de Albergue De La Esperanza en todo los Estados Unidos, y se están construyendo más alojamientos. Los requisitos de para necesidades particulares y elegibilidad pueden variar según el lugar. Para informarse más sobre un alojamiento de Albergue De La Esperanza, visite cancer.org, seleccione **Encontrar Recursos Locales**, y escoja un lugar de la lista que se encuentra allí, o introduzca su código postal en la página. Si no hay un alojamiento de Albergue De La Esperanza en su zona, llame al número telefónico gratuito 800-227-2345, para más información.

Camino A La Recuperación® (*Road To Recovery®*) (transporte al tratamiento)

Todos los días, los pacientes con cáncer necesitan que los lleven al tratamiento. Es posible que algunos no puedan transportarse por sí mismos, y la familia y los amigos no siempre pueden ayudar. El programa Camino A La Recuperación de la Sociedad Americana Contra El Cáncer proporciona transporte a pacientes que no tienen manera de llegar a sus centros de tratamiento del cáncer.

Conductores voluntarios donan su tiempo y el uso de sus vehículos para que los pacientes puedan recibir los tratamientos de emergencia que necesitan. Si usted o un ser querido necesita que lo lleven al tratamiento, llame a la Sociedad Americana Contra El Cáncer al 800-227-2345 para que lo pongan en contacto con un voluntario, o visite cancer.org/es, busque Camino A La Recuperación e introduzca su código postal en el espacio correspondiente.

Relevo Por La Vida® (Relay For Life®)

Relevo Por La Vida, el evento más representativo de la Sociedad Americana Contra El Cáncer está diseñado para reunir a quienes han sido afectados por el cáncer. Los participantes de Relevo Por La Vida ayudan a recaudar dinero y crear conciencia a fin de apoyar a la Sociedad Americana Contra El Cáncer en su misión de salvar vidas eliminando el cáncer como un problema grave de salud.

Sitio web: relayforlife.org/relay

Red De Acción Contra El Cáncer℠ de la Sociedad Americana Contra El Cáncer (ACS CAN)

ACS CAN se dedica a garantizar que la lucha contra el cáncer sea la prioridad principal para nuestros legisladores. Todos los miembros de ACS CAN son notificados de los asuntos relacionados con el cáncer que están pendientes en las agencias del gobierno.

Sitio web: acscan.org

Programa de apoyo en línea

Red De Sobrevivientes De Cáncer de la Sociedad Americana Contra El Cáncer® (ACSCSN)

La ACSCSN es una comunidad de sobrevivientes de cáncer, familias y amigos que han sido afectados por el cáncer. El sitio web proporciona una manera privada y segura de encontrarse y comunicarse con otras personas para compartir sus puntos de vista personales, sentimientos y experiencias. El contenido no es avalado por la Sociedad Americana Contra El Cáncer ni debe ser aceptado como información médica confiable. Se anima a los usuarios visitar el sitio web de la Sociedad Americana Contra El Cáncer en cancer.org, o llamar al 800-227-2345 para obtener información médica confiable. Los usuarios siempre deben consultar a proveedores de atención médica calificados con preguntas e inquietudes sobre su condición médica.

Sitio web: cancer.org/csn

MyLifeLine.org

Con MyLifeLine.org, los pacientes con cáncer y los cuidadores pueden ponerse en contacto con familiares y amigos, pemitiéndoles compartir su proceso de cáncer, obtener apoyo y enfocarse en la curación. Cuando usted arma una página web gratuita, puede compartir noticias y fotos con familiares y amigos selectos en un lugar seguro; obtener la ayuda que necesita organizando comidas, transporte al sitio de tratamiento, y mucho más a través del Calendario de Ayuda; sentirse fortalecida por los mensajes de amor y apoyo de amigos y familiares; y revisar y compartir recursos sobre el cáncer aprobados por expertos. Estas páginas web personalizadas y gratuitas ayudarán a fortalecer a su familia y amigos para que sean una comunidad de apoyo más fuerte para usted.

Sitio web: acs.mylifeline.org

Otros programas de apoyo

Luzca Bien Siéntase Mejor (*Look Good Feel Better*) (Ayuda con los efectos secundarios del tratamiento relacionados con la apariencia)

En una sesión de Luzca Bien Siéntase Mejor, cosmetólogos(as) voluntarios(as) capacitados enseñan a mujeres, hombres y adolescentes cómo lidiar con los cambios en la piel y la caída del cabello usando cosméticos y productos para el cuidado de la piel que son donados por la industria cosmética. Para encontrar un programa que quede cerca suyo, visite el sitio web de Luzca Bien Siéntase Mejor e introduzca su código postal en el espacio correspondiente. Para hablar con alguien por teléfono, llame al número telefónico gratuito (abajo), o contacte a la Sociedad Americana Contra El Cáncer al 800-227-2345 para más información.

Sitio web: lookgoodfeelbetter.org

Línea telefónica gratuita: 800-395-LOOK (800-395-5665)

Recuperación A Su Alcance® (*Reach To Recovery®*) (Apoyo a pacientes con cáncer de seno)

Es posible que las mujeres con cáncer de seno quieran hablar con alguien que sepa lo que están sintiendo; alguien que haya pasado por lo mismo. A través del programa Recuperación A Su Alcance, se conecta a las pacientes con cáncer de seno con una voluntaria quien hablará con ellas sobre cómo salir adelante con el diagnóstico y tratamiento del cáncer de seno.

Las voluntarias de Recuperación A Su Alcance están especialmente capacitadas para ayudar a las personas mediante su experiencia ofreciéndoles un poco de consuelo y una oportunidad para descargar sus emociones y tomar decisiones informadas. Como sobrevivientes de cáncer de seno, nuestras voluntarias brindan a las pacientes y familiares una oportunidad para expresar sentimientos, hablar sobre sus temores e inquietudes y hacer preguntas. Las voluntarias del programa no proporcionan asesoría médica.

Para que le conecten con una voluntaria, llame al número telefónico gratuito, 800-227-2345, o visite cancer.org, busque **Recuperación A Su Alcance**, e introduzca su código postal en el espacio correspondiente.

"tlc" (Productos para la caída del cabello y mastectomía)

"tlc" es el catálogo y sitio web de la Sociedad Americana Contra El Cáncer para las mujeres que están lidiando con los efectos secundarios del cáncer relacionados con la apariencia. Este brinda información útil y productos asequibles, incluyendo pelucas, extensiones (de cabello), prótesis mamarias, sostenes de mastectomía, sombreros, turbantes, trajes de baño para pacientes con mastectomía y accesorios. Todos los ingresos de la venta de productos son reinvertidos en los programas y servicios de la Sociedad Americana Contra El Cáncer para pacientes y sobrevivientes.

Sitio web: tlcdirect.org

Para solicitar productos o catálogos: 800-850-9445

Información general sobre el cáncer y apoyos

También hay agencias gubernamentales y organizaciones disponibles para proporcionar información y apoyo. También puede encontrar servicios de apoyo en su zona. Pregunte a su médico, consulte con su hospital o busque en Internet para encontrar fuentes de ayuda que queden cerca de usted.

Instituto Nacional del Cáncer (NCI)

El Instituto Nacional del Cáncer (NCI) proporciona información sobre investigaciones del cáncer, diagnóstico y tratamientos a pacientes y proveedores de atención médica. Quienes llaman son automáticamente comunicados con la oficina que presta servicio en su región. El servicio ofrece publicaciones y la oportunidad de hablar directamente con un especialista en cáncer quien puede proporcionar información sobre el tratamiento y hacer las referencias correspondientes. El NCI también ofrece una amplia base de datos, "Organizaciones nacionales que ofrecen Servicios de Apoyo relacionados con el Cáncer".

Sitio web: cancer.gov

Línea telefónica gratuita: 800-4-CANCER (800-422-6237)

Teléfono de servicio de teletexto (TTY): 800-332-8615

Centros para el Control y la Prevención de Enfermedades (CDC)

Los CDC son líder en los esfuerzos a nivel nacional para aliviar la carga del cáncer. En el sitio web de los CDC puede encontrar información básica y estadísticas sobre algunos de los cánceres más comunes en los Estados Unidos. A través de la División de Prevención y Control del Cáncer (DCPC), los CDC trabajan con organizaciones nacionales contra el cáncer, agencias estatales de salud y otros grupos clave para desarrollar, implementar y promover estrategias eficaces para la prevención y el control del cáncer

Sitio web: cdc.gov/cancer

Línea telefónica gratuita: 800-CDC-INFO (800-232-4636)

Línea de ayuda de Medicare

La línea de ayuda de Medicare ofrece información sobre quién puede recibir ayuda de Medicare, cómo inscribirse, qué beneficios están cubiertos, pago y facturación, seguro médico, medicamentos con receta y preguntas frecuentes. Llame para obtener información sobre servicios en su zona.

Departamento de Salud y Servicios Humanos de los EE. UU.

Sitio web: medicare.gov

Línea telefónica gratuita: 800-MEDICAR (800-633-4227)

Administración del Seguro Social de los EE. UU.

La Administración del Seguro Social dirige el programa de Ingreso Complementario de Seguridad (SSI). Ellos pueden decirle cómo solicitar el Ingreso Complementario de Seguridad (SSDI). El cáncer de seno podría hacer que califique por discapacidad.

Sitio web: ssa.gov

Línea telefónica gratuita: 800-772-1213

Atención médica gratuita y a precio reducido Hill-Burton

Departamento de Salud y Servicios Humanos de los EE. UU.

Administración de Recursos y Servicios de Salud

Dependiendo del tamaño de su familia y de sus ingresos, tal vez usted pueda obtener ayuda para pagar su atención médica a través del Programa Hill-Burton. Puede solicitar los beneficios de Hill-Burton en cualquier momento, antes o después de recibir atención médica.

Los centros de Hill-Burton deben exhibir un cartel en sus oficinas de admisión y locales comerciales y en salas de emergencia que digan: AVISO: Atención médica para las personas que no pueden pagar. Ellos deben proporcionarle una lista escrita de los tipos de servicios que son elegibles para la atención gratuita o a precio reducido de Hill-Burton, qué nivel de ingresos califican para la atención gratuita o a precio reducido y cuánto tiempo se puede tomar el centro para determinar la elegibilidad del solicitante.

Solo están cubiertos los costos del centro; no las facturas de su médico particular. Algunos centros pueden usar normas y procedimientos de elegibilidad diferentes. Por ejemplo, pueden requerir que proporcione documentación que verifique su elegibilidad, como un comprobante de ingresos.

Para encontrar un centro de Hill-Burton cerca de usted, visite el sitio web indicado a continuación e introduzca su código postal en el espacio correspondiente, o llame al número telefónico gratuito. Luego pregunte a alguien de la oficina de admisiones, comercial o de cuentas del paciente. Ellos pueden decirle cómo solicitar servicios de Hill-Burton.

Línea telefónica gratuita: 800-638-0742

Línea telefónica gratuita en Maryland: 800-492-0359

Sitio web: hrsa.gov/gethealthcare/affordable/hillburton

Glosario

anticuerpos monoclonales: proteínas especiales del sistema inmunitario que se producen en un laboratorio y se colocan en el cuerpo. Los anticuerpos monoclonales se pueden usar para tratar el cáncer. Algunos pueden unirse a partes de las células cancerosas ya sea para afectar las células directamente o para marcar las células para que puedan ser detectadas y atacadas por el sistema inmunitario. Otros anticuerpos monoclonales están unidos a medicamentos de la quimioterapia y administran estos tratamientos directamente a las células cancerosas, matándolas con poco riesgo de dañar el tejido sano.

areola: el área oscura alrededor del pezón.

asesoramiento genético: el proceso de asesorar a personas que podrían tener un gen que hace que sean más propensos al cáncer. El propósito del asesoramiento es ayudarles a entender lo que podrían significar los resultados de la prueba genética, ayudar a las personas a decidir si quieren hacerse la prueba, explorar lo que los resultados de la prueba podrían significar y brindarles apoyo antes y después de las pruebas.

beneficios del seguro médico: la atención médica, los medicamentos y suministros cubiertos por el seguro médico.

benigno: que no es cáncer. Los tumores pueden ser malignos (cancerosos) o benignos (no cancerosos). No todos los bultos o tumores son cáncer, algunos son benignos.

biopsia: extracción de parte de tejido, tal como tejido del bulto en el seno. Los médicos examinan la muestra de tejido y las células bajo un microscopio para detectar si una persona tiene cáncer y para aprender más al respecto.

biopsia de ganglio linfático centinela: un procedimiento que consiste en la extirpación del primer ganglio linfático (o ganglios) al/a los cual(es) es probable que las células cancerosas se hayan propagado desde el tumor primario. En algunos casos, puede haber más de un ganglio linfático centinela. Para este procedimiento, se inyecta una sustancia radiactiva y/o tinte azul en el tumor, cerca del tumor o en el área alrededor del pezón. Las sustancias o el tinte se acumularán en uno o más ganglios linfáticos, los cuales luego son extirpados mediante cirugía y son examinados para ver si tienen células cancerosas. Vea también *ganglios linfáticos*.

braquiterapia: tratamiento de radiación interna que se administra colocando material radiactivo directamente en el tumor o cerca del mismo.

cáncer: un grupo de enfermedades que causan que las células cancerosas en el cuerpo cambien y crezcan fuera de control. Las células sanas en su cuerpo crecen, forman células nuevas, hacen lo que se supone que hagan en su cuerpo y después mueren. Pero las células cancerosas siguen creciendo, formando más células y propagándose en el cuerpo. No mueren como las demás células.

cáncer de seno: cáncer que se origina en el seno. Las células cancerosas en el seno están creciendo y formando nuevas células sin detenerse ni morir como lo hacen las células sanas.

célula: la unidad básica de la que están formados todos los seres vivos.

cirugía con conservación del seno: tratamiento destinado a salvar o a conservar el seno; este consiste en hacerse una lumpectomía (y por lo general radioterapia).

diagnóstico: identificación de una enfermedad por sus signos y síntomas, y mediante el uso de pruebas por imágenes, análisis de laboratorio o biopsias. Para la mayoría de los tipos de cáncer, se necesita una biopsia para cerciorarse del diagnóstico.

disección de ganglio linfático axilar: extirpación de los ganglios linfáticos en la axila (ganglios axilares). Estos son examinados bajo un microscopio para determinar si contienen cáncer. Vea también *ganglios linfáticos*.

efectos secundarios: efectos no deseados del tratamiento, como la caída del cabello debido a la quimioterapia o sentirse cansado a causa de la radioterapia.

etapa del cáncer: cuánto cáncer está presente en el cuerpo y si éste se ha propagado. Los médicos usan un sistema de letras y números para describir cuánto se ha propagado el cáncer.

factor de riesgo: cualquier cosa que se relacione con la posibilidad de una persona de presentar una enfermedad como el cáncer.

fatiga: cansancio extremo que por lo general no mejora con descanso. Es diferente a estar cansado por no dormir lo suficiente. Se siente como si el cerebro y el cuerpo estuvieran exhaustos, además del cansancio emocional. La fatiga es uno de los efectos secundarios más común del tratamiento del cáncer.

ganglio linfático axilar: ganglio linfático en la axila.

ganglios linfáticos: grupos pequeños de tejidos con forma de frijol del sistema inmunitario como linfocitos, que se encuentran junto con los vasos linfáticos. Los ganglios linfáticos ayudan a combatir infecciones y también tienen un rol al combatir el cáncer, aunque los cánceres a veces se propagan a través de los ganglios linfáticos. Los médicos pueden extirpar algunos ganglios linfáticos para detectar si hay cáncer en ellos.

gen: un segmento de ADN en el interior de una célula que tiene la información para elaborar una proteína específica. Los genes son responsables de las características que se transmiten en las familias; como el color del cabello, color de ojos y altura, así como también la propensión a determinadas enfermedades.

grado del cáncer: qué tan anormales se ven sus células cancerosas en comparación con las células normales. Los cánceres con grados más altos tienden a crecer y a propagarse más rápidamente. El cáncer de seno recibe un grado de 1 a 3 siendo 1 el menos grave y 3 el más grave.

hormonas: sustancias químicas liberadas al cuerpo por las glándulas endocrinas como las glándula tiroides, suprarrenales o los ovarios. Las hormonas viajan en la sangre y ponen en marcha ciertas funciones corporales. La testosterona y el estrógeno son ejemplos de hormonas masculinas y femeninas. Algunos tipos de cáncer de seno necesitan hormonas para poder crecer.

implante mamario (de senos): saco flexible lleno de solución salina (solución fisiológica) o gel de silicona que se coloca debajo de la piel donde se sacó tejido mamario. Este rellena la forma de su seno.

informe de patología: un informe que explica el tipo de cáncer de seno del paciente, qué tan grande es el tumor y su grado. Los médicos escriben el informe en base a lo que ven al examinar el tejido bajo el microscopio. Ellos usan el informe como una guía que les ayuda a planificar cómo tratar el cáncer.

linfedema: una complicación en la que el líquido linfático (linfa) se acumula en los brazos, piernas y otras partes del cuerpo. Es puede ocurrir después que los ganglios y los vasos linfáticos son extirpados mediante cirugía, son dañados por la radiación o bloqueados por un tumor que desacelera el drenaje normal del líquido. El linfedema puede tener lugar incluso años después del tratamiento y puede convertirse en un problema de por vida.

maligno: canceroso; peligroso o que tiene probabilidades de causar la muerte si no es tratado. Compare con *benigno*.

mamograma: una radiografía del interior del seno. Los mamogramas se hacen con un tipo especial de máquina de rayos X que solo se utiliza para este propósito. *Los mamogramas de detección* se usan para ayudar a detectar cáncer de seno temprano en mujeres que no tienen ningún síntoma. *Los mamogramas de diagnóstico* ayudan al médico a aprender más sobre los bultos u otros cambios en el seno.

mastectomía: cirugía para extirpar todo el seno (o ambos senos) y a menudo otro tejido cercano.

menopausia: cuando los ciclos menstruales de una mujer se detienen. Durante este tiempo, los niveles de hormonas normalmente fluctúan antes de estabilizarse en niveles muy bajos. La menopausia por lo general se presenta en una edad en la mujer a finales de la década de los 40 o a principio de la década de los 50, no obstante también se puede provocar por la extirpación quirúrgica de ambos ovarios (ooforectomía) o por algunos tipos de quimioterapia que destruye la función ovárica.

metástasis: cuando las células cancerosas se separan y se propagan a otras partes distantes del cuerpo, a menudo a través del sistema linfático o del torrente sanguíneo.

náuseas: una sensación desagradable de tener el estómago revuelto que puede hacer que tenga ganas de vomitar.

oncólogo: un médico con capacitación especial en el diagnóstico y tratamiento del cáncer.

procedimiento con colgajo: reconstrucción de seno en la que un médico usa tejido de otro lado en su cuerpo para crear lo que se asemeja a un seno. El tejido puede venir de su abdomen, espalda, o nalgas.

programas de asistencia al paciente: programas que ofrecen medicamentos gratuitos o a precio reducido a personas cuyos medicamentos con receta no son pagados por el seguro médico.

pronóstico: una predicción del curso de la enfermedad y una perspectiva estimativa de supervivencia.

proteína: molécula grande formada por una cadena de unidades más pequeñas llamadas aminoácidos. Las proteínas elaboradas por el cuerpo fomentan el crecimiento y restauración de tejidos.

prótesis: también llamada forma del seno. Es un relleno con la forma de un seno o de parte del un seno que se puede usar en su sostén para rellenar después de una cirugía de seno.

prótesis de seno: también llamada forma del seno. Es un relleno con la forma de un seno o de parte del un seno que se puede usar en su sostén para rellenar después de una cirugía de seno.

prueba genética: pruebas que se hacen para determinar si una persona tiene determinados cambios genéticos que se sabe que aumentan el riesgo de cáncer. Este tipo de prueba no se recomiendan a todos, sino a personas con tipos específicos de antecedentes familiares. El asesoramiento genético debe formar parte del proceso.

quimioterapia: tratamiento con medicamentos que matan las células cancerosas.

radioterapia: tratamiento con rayos de alta energía (como rayos X) o partículas (como protones) para matar o reducir las células cancerosas. Se usa una máquina especial para apuntar rayos X al cáncer para matar o dañar las células cancerosas (radioterapia externa); a menudo la radiación se administra colocando material radiactivo en el interior del cuerpo donde estaba ubicado el cáncer (braquiterapia o radiación interna). Vea también *braquiterapia, radioterapia de rayos externos, radioterapia intraoperatoria, tratamiento paliativo.*

radioterapia de rayos externos: radiación que se enfoca desde una fuente externa al cuerpo sobre el área afectada por el cáncer. Es muy similar a hacerse una radiografía, pero a una dosis más alta. La radiación al seno puede administrarse desde el exterior del cuerpo de diferentes maneras.

radioterapia intraoperatoria (IORT): un tipo de radiación de rayos externos en la que se administra una gran dosis de radiación en el quirófano después que se extirpó un tumor pero antes de cerrar la herida.

rayos X: niveles bajos de radiación que crean una imagen del interior del cuerpo, como en los mamogramas. En la radioterapia se usan niveles altos de rayos X para matar las células cancerosas.

reconstrucción del pezón: un tipo de reconstrucción del seno donde el tejido para reconstruir el pezón y la areola se extrae del cuerpo de la paciente, por lo general del seno recién creado, con menor frecuencia, de otra parte de su cuerpo. Puede que se use la técnica de tatuaje para igualar el pezón del otro seno y crear la areola.

reconstrucción del seno (mamaria): cirugía que reconstruye la forma del seno de una mujer, incluyendo el pezón y la areola.

recurrencia: que vuelve a suceder o aparecer, como el cáncer que regresa después del tratamiento.

remisión: cuando las pruebas no muestran ningún cáncer después del tratamiento. El cáncer parece haberse ido.

suplemento: una vitamina o mineral que no proviene de los alimentos sino que viene, por ejemplo, en forma de píldoras.

tejido: células que trabajan en conjunto para desempeñar una función particular.

terapia de reemplazo hormonal (HRT): tomar hormonas después de haber pasado por la menopausia, cuando su cuerpo deja de producir hormonas. También conocida como terapia hormonal postmenopáusica (PHT).

terapia dirigida: tratamiento que ataca una parte de las células cancerosas que es diferente de las células normales, a diferencia del tratamiento que daña a todas las células. La terapia dirigida a menudo funciona cuando los medicamentos convencionales de quimioterapia no funcionan, y estas terapias tienden a tener menos efectos secundarios que la quimioterapia.

terapia dirigida al hueso: un tipo de terapia que usa medicamentos para ayudar a fortalecer los huesos y puede que evite la propagación del cáncer al hueso.

terapia hormonal: tratamiento del cáncer que interfiere con la producción o la acción hormonal. No es igual a la terapia de reemplazo hormonal (HRT) que se puede usar después de la menopausia. La terapia hormonal también puede involucrar cirugía para extirpar las glándulas que producen hormonas. La terapia hormonal puede matar células cancerosas o desacelerar su crecimiento.

tratamiento paliativo: tratamiento que alivia síntomas, como el dolor, pero no se espera que cure la enfermedad. Su objetivo principal es mejorar la calidad de vida del paciente. A menudo, la quimioterapia y la radioterapia pueden emplearse como tratamientos paliativos.

tumor: un bulto o masa anormal de tejido. Los tumores a menudo son cáncer (malignos) y otras veces no lo son (benignos).

tumorectomía: extirpación de un bulto canceroso y de parte del tejido mamario alrededor de éste, pero no de todo el seno. También llamada cirugía con conservación del seno.